健康中国
家有名医

肺 癌
诊断与治疗

主　审 —— 潘常青　韩宝惠

主　编 —— 钟　华　黄艾弥

副主编 —— 滕家俊　钱嘉琳

上海科学技术文献出版社
Shanghai Scientific and Technological Literature Press

图书在版编目（CIP）数据

肺癌诊断与治疗 / 钟华，黄艾弥主编．上海：上海科学技术文献出版社，2024.
—ISBN 978-7-5439-9102-6
Ⅰ．R734.2
中国国家版本馆 CIP 数据核字第 2024GJ3241 号

策划编辑：张　树
责任编辑：付婷婷
封面设计：留白文化

肺癌诊断与治疗
FEI'AI ZHENDUAN YU ZHILIAO
主审　潘常青　韩宝惠　主编　钟 华　黄艾弥　副主编　滕家俊　钱嘉琳
出版发行：上海科学技术文献出版社
地　　址：上海市淮海中路 1329 号 4 楼
邮政编码：200031
经　　销：全国新华书店
印　　刷：商务印书馆上海印刷有限公司
开　　本：650mm×900mm　1/16
印　　张：13
字　　数：134 000
版　　次：2024 年 9 月第 1 版　2024 年 9 月第 1 次印刷
书　　号：ISBN 978-7-5439-9102-6
定　　价：48.00 元
http://www.sstlp.com

本书编委会

主　审　潘常青　韩宝惠

主　编　钟　华　黄艾弥

副主编　滕家俊　钱嘉琳

编　委　刘　琪　翁佳丽　江皓华　李嘉琪　刘鸿宇　周　超
俞　莲　张　瑶　王　悦　张琳程　强慧萍　张岩巍
钟润波　覃　凯　彭　金　胡　芳　熊安宁　李雨婧
顾川佳　黄志宏　张　时　凌徐心仪

总　序

近日，中共中央办公厅、国务院办公厅印发了《关于新时代进一步加强科学技术普及工作的意见》，从加强科普能力建设、促进科普与科技创新协同发展等七个方面着重强调了科普是国家和社会普及科学技术知识、弘扬科学精神、传播科学思想、倡导科学方法的活动，是实现创新发展的重要基础性工作。这是对新时代科普工作提出新的明确要求，是推动新时代科普创新发展的重大契机。为响应号召，推进完成在科普发展导向上强化战略使命、发挥科技创新对科普工作的引领作用、发挥科普对于科技成果转化的促进作用的三大重要科普任务；促进我国科普事业蓬勃发展，营造热爱科学、崇尚创新的社会氛围，构建人类命运共同体，上海科学技术文献出版社特此策划推出“健康中国·家有名医丛书”。

健康是人最宝贵的财富，然而疾病是其绕不开的话题。随着社会发展，在人们物质水平提高的同时，这让更多人认识到健康的重要性，激发了全社会健康意识的觉醒。对健康的追求也有着更高的目标，不再局限于简单的治已病，而是更注重“未病先防、既病防变、愈后防复”。多方面的因素使得全民健康成为“热门”话题。

现代社会快节奏和高强度的生活方式，使我们常常处于亚健康状态。美食诱惑、运动不足、嗜好烟酒，往往导致肥胖，诱发高血压、高血脂、高血糖、高尿酸乃至冠心病、脑卒中，甚至损伤肺功能，造成肾功能衰退，而久病卧床又会造成肺炎、压疮、下肢血管栓塞等衍生疾病……凡此种种，严重影响人们的健康生活。

“经济要发展，健康要上去”，是每个老百姓的追求。“健康中国”不是一个口号，也不是一串数字。人民健康是民族昌盛和国家富强的重要标志，健康是人们最具普遍意义的美好生活需要。该丛书遴选临床常见病、多发病，为广大读者提供一套随时可以查阅的医学科普读物。

这套丛书，为广大读者提供一份随时可以查阅的医学手册，帮助读者了解与疾病预防治疗相关的各类知识，探索疾病发生发展的脉络，为找寻最合适的治疗方法提供参考。为全社会健康保驾护航，让大众更加关注基础疾病的治疗，提高机体免疫力。在为患者答疑解惑的同时，也传递了重要的健康理念。

本丛书秉承上海科学技术文献出版社曾经出版的“挂号费”丛书理念，作为医学科普读物，为广大读者详细介绍了各类常见疾病发病情况，疾病的预防、治疗，生活中的饮食、调养，疾病之间的关系，治疗的误区，患者的日常注意事项等。其内容新颖、系统、实用，适合患者、患者家属及广大群众阅读，对医生临床实践也具有一定的参考价值。本丛书版式活泼大气、文字舒展，采用一问一答的形式，逻辑严密、条理清晰、方便阅读，便于读者理解；行文深入浅出，对晦涩难懂的术语采用通俗表达，降低阅读门槛，方便读者获取有效信息，是可以反复阅读、随时查询的家庭读物，宛若一位指掌可取的“家庭医生”。

本丛书诚邀上海各三甲医院专科医生担任主编撰稿，每册书十万余字，一病一书，精选最为常见和患者最为关心的内容，删繁就简，避免连篇累牍又突出重点。本套“健康中国·家有名医”丛书在2020年出版了第一辑21册，现在第二辑27册也顺利与广大读者见面了。

这是一份送给社会和大众的健康礼物，看到丛书出版，我甚是欣慰。衷心盼望丛书可以让大众更了解疾病、更重视健康、更懂得未病先防，为健康中国事业添砖加瓦。

王韬

2022年10月

前　言

近年来,我国肺癌的发病率呈现明显上升趋势,据 2020 年中国国家癌症中心最新发布的统计数据显示,中国肺癌的发病率和死亡率均居恶性肿瘤首位,严重危害着国人的生命健康。并且大部分早期肺癌多无明显典型症状,患者在出现明显症状就诊时已属晚期,而晚期肺癌的整体 5 年生存率并不高。在生活中,大部分人群对肺癌缺乏深入了解,在体检发现肺部结节时就会感到恐慌,往往“谈癌色变”,严重影响到个人生活以及对疾病的正常诊疗。因此,为提高人们对肺癌的防癌、抗癌意识的理解,针对公民进行肺癌诊断和治疗规范化知识的普及尤为重要。

上海市胸科医院以肺部疾病的鉴别诊断、肺癌多学科综合治疗为特色,常年深耕于肺部肿瘤早诊早治、晚期肺癌的综合及转化治疗研究。医院承担了多项国际国内多中心临床试验,在国际上率先提出“抗血管联合免疫治疗”的“去化疗”治疗模式,造福广大肺癌患者。同时自 2018 年起,我院呼吸内科团队每年领衔撰写《中华医学会肺癌临床诊疗指南》。编撰团队整合肺癌病理、基因检测、免疫分子标志物监测和治疗手段等方面的最新进展及循证医学证据,不断征集来自全国各领域专家团队意见,每年对指南进行更新修订,在肺癌的诊疗方面积累了丰富的临床经验与知识。

本书为上海市胸科医院呼吸内科团队牵头撰写，全书由肺癌的基础知识、临床表现、早期筛查、诊断方法、不同治疗方式的特点、肺癌的临床研究等部分组成，并且详细介绍了肺癌中西医结合治疗方法，以问答的形式，深入浅出地介绍专业知识，通俗易懂。撰写者均是经验丰富的临床医师，结合自身的临床经验和诊治思路，用平实易懂的语言诠释肺癌的相关知识，对于普通群众了解肺癌的诊疗知识尤为重要。希望广大肺癌患者及其家属在诊治过程中遇到困惑时，能够在本书中寻找到答案，帮助他们解除困惑、缓解焦虑。

钟　华

2023 年 12 月

目　录

肺癌的基础知识

肺癌是一种人们都会闻之色变的疾病，但是我们往往忽略了一个问题，人们的恐惧往往来源于未知。了解了肺癌的基础知识后，我们可能就没有那么害怕了。笔者围绕一些人们经常疑虑的问题展开，通过解答一些细节问题告诉大家肺癌究竟是一种怎样的疾病。

肺癌是一种什么样的疾病

肺是人体呼吸系统的重要器官之一，一旦发生癌变就会严重影响到人们的呼吸功能，而肺癌就是严重的肺部癌变，会严重地侵害患者的健康和生命，需要尽快进行治疗。

肺癌的全称是原发性支气管肺癌，是一种比较常见的肺部疾病，肺癌总体的发病率和死亡率都很高，这种疾病主要是发生在 40 岁以上的人群当中，发病的高峰年龄段在 60～79 岁之间。

肺癌是一种常见的肺部恶性肿瘤，是相对比较严重的，通常好发于患者支气管的上皮黏膜部位。肺癌可能是由于经常吸入大量的有害物质所引起的，比如砷。也有可能是长期吸烟。肺癌可能会使患者出现声音嘶哑、不明原因的体重下降，到了后期体重下降的情况可能会非常严重。

如前所述，绝大多数肺癌起源于支气管黏膜上皮，所以也称为支气管肺癌。但也有少数癌肿起源于肺泡上皮或支气管腺体。由于受各种不利因素的影响，可引起正常气管黏膜上皮的过度增生，继之引起异常增生，这两种病变称为癌前病变。如果不良因素解除，癌前病变可逐渐逆转，成为正常细胞；反之，如果刺激因素持续存在，则可转化为早期癌（原位癌，即癌变不超过黏膜下层），继续发展则成为侵袭癌。

由于早期患者无症状，一般发现时 80%以上均为晚期。癌肿在成长过程中一方面沿支气管壁延伸扩展，并穿越支气管壁侵入邻近肺组织形成肿块，另一方面突入支气管内造成管狭窄或阻塞。癌肿进一步发展播散则可从肺直接蔓延侵入胸壁、纵隔、心脏、大血管等邻近器官组织；经淋巴道血道转移到身体其他部位或经呼吸道播散到其他肺叶。癌肿的生长速度和转移扩散途径取决于癌肿的组织学类型、分化程度等生物学特性。肺癌的分布情况是：右肺多于左肺，下叶多于上叶。起源于主支气管、肺叶支气管的肺癌称为中央型肺癌；起源于肺段支气管远侧的肺癌，位于肺的周围部位者称为周围型肺癌。

从另一个层面来看，肺癌是一种细胞疾病，从肺组织的上皮细胞转化成癌细胞开始，随着时间的推移，逐渐形成原发性肿瘤肿块，继而肿块长大并侵入其他组织，甚至扩散到肺和身体其他组织的恶性肿瘤。但需要注意的是，从别的器官转移到肺部的肿瘤不能叫作肺癌，只是肺转移瘤，几乎所有肺癌的癌细胞都来源于肺组织的上皮组织。

认真了解有关的知识之后，对于肺癌有了一些认识，肺癌疾病会给患者带来困扰，同时伤害肺部健康，所以我们更需要多警惕肺癌疾病的出现，也应该在生活中的很多方面预防肺癌，为了大家的身体健康，我们应养成良好的生活习惯，注意健康饮食，加强锻炼，这样才能预防肺癌的发生。

肺癌会传染吗

很多人会有这样的疑问，尤其是肺癌患者和其家属——肺癌会传染吗？日常接触肺癌患者衣物，和他们共用碗筷，特别是小朋友和肺癌患者在一起会被传染吗？

在这里，可以非常确切地回答大家：肺癌是不会传染的，而且所有的癌症都不会传染。

根据目前的研究结果，可以肯定地说，癌症是不会传染的。所谓传染，简单地说，就是某种疾病从一个人身上通过某种途径传播到另一个人身上。传染必须具备三个条件：传染源、传播途径及易感人群，三者缺一不可。临床资料证明，肺癌患者本身并不是传染源。

以前，大家都认为肺病具有传染性，看到咯血的患者往往会避而远之。现代医学证明，这个“肺病”就是肺结核。患肺结核的患者在痰菌阳性时称为开放性肺结核，有传染性，因此碰到咳嗽、咳痰，痰中带血的患者应注意防病。

不同于肺结核经呼吸道传染，肺癌是在多种不同致癌因素作用下，局部细胞异常增生，失去正常细胞形态和动态的恶性肿瘤。肺癌患者和非结核患者一样也会经常出现咳痰、痰中带血的情况，肿瘤细胞也会随着痰液排出体外。但是，肿瘤细胞一旦离开患者的身体后，是无法存活的。经痰液排出的癌细胞由于痰液水分蒸发等原因，癌细胞会迅速变性、坏死。即使新鲜的痰液，要使癌细胞在体外生长、繁殖，也需要给予各种的营养和特定的条件。科学家为了培养一个活的癌细胞往往需要经过千辛万苦才能成功，由此可见，癌细胞不具备传染给其他人的条件。另外，在动物实验中，科学家将带瘤动物与不带瘤的动物共同饲养，经过很长时间，均未发现其直接传染。

但是真实世界中，我们会发现有些家庭先后多人得肺癌或其他肿瘤，这包括有血缘关系的亲属，也包括没有血缘关系的夫妻，这又是为什么呢？这可能和同家庭成员有共同的基因及他们可能处在相同的致癌环境中有关。如吸烟、放射性物质的接触等，所以同家族成员可以先后发生恶性肿瘤。但是这并不是由于传染所致。

另外，从肺癌的起病机制方面来说，肺癌也不是一种传染性的疾病，因为肺癌归根到底是细胞基因的突变，也就是正常的组织细胞受到外界刺激。不论是理化因素，还是吸烟等慢性的炎症损害，在生长、分裂的时候出现基因突变，导致无限制的增殖长出肿块或者四处播散，把人体的营养全部耗掉。

综上所述，肺癌绝不会传染，可以放心和肺癌患者一起生活。但如果家庭中有多个人得了肺癌，我们就需要审视家庭的生活环境是否有肺癌的易感因素，如果有，要及时去除。

那么，大家可能有了一个更深层的疑问——家里长辈得了肺癌，孩子会得肺癌吗？肺癌会遗传吗？

肺癌会遗传吗

首先需要明确一点，遗传是上一代的特征或者疾病，通过DNA的编码，直接传递到下一代，也就是下一代的个体在出生以后，它从基因上就已经获得了这个疾病，这样的情况叫作遗传。

从医学角度来讲，遗传是一个致病的原因，但肺癌不会直接遗传给子女，所以肺癌不是一种遗传性疾病，即使父母患有肺癌，子女也不一定患有肺癌。但是目前现有的临床和基础研究证据以及循证医学证据表明肺癌是有一定的遗传倾向性的，肺癌的发生和遗传、基因改变有着密切的关系。肺癌很少有能够传递给下一代的单一致病基因，至少到现在为止还没有发现。但是肺癌患者，往往在整个基因组中存在着利于肺部肿瘤发生的因素，这部分的DNA变化、基因的变化可以传递给下一代，所以说在下一代的个体中，肺癌的发病概率也会高，但这种情况不是严格意义上的遗传。

现在我们已经认识到肺癌可能是多种内因和外因相结合而诱发的疾病，引起肺癌极常见的因素之一是吸烟，目前的观点普遍支持吸烟是迄今为止导致肺癌最主要的致病因素，其他的方面包括职业的致癌因素，比如接触石棉、甲醚、烟草等也可以引起肺癌的发生，同时环境因素带来的不良影响，如室内和室外环境污染、电离辐射等同样可以诱导肺癌的发生。如果在遗传易感因素存在的同时，还有环境因素等不良刺激就会进一步大大增加患肺癌的概率。所以要想预防肺癌的发生,一定要注意戒烟和避免室内、室外环境的污染。

肺癌的发病是非常复杂的过程。在肺癌的多种发病因素中,遗传因素具有一定的影响,比如在肺癌患者中可能会检测到某些基因或者染色体的异常,具有肺癌家族史的人群患有肺癌发生的风险也要高于正常的人群。肺癌的确是有家族倾向性的,上一代人中如果有得肺癌,在他的下一代的个体中,得肺癌的概率就会高很多,尤其是近亲属中有肺癌的患者,得肺癌的概率会增加,可能远远超过没有癌症家族史的人,探究其原因很可能与家族成员共同的生活环境、共同的饮食习惯,包括吸烟等肺癌的高危因素有关,这些方面都可能促使家族中患肺癌的概率明显增加。对于有肺癌家族史或恶性肿瘤家族史的人群而言,建议每年至少进行一次体检。45～50 岁以后每年进行胸部低剂量 CT 检查,以排除肺癌。而对于有家族聚集性肺癌的人群,在其家属年轻的时候就应该尽早进行肺癌排查,争取早发现、早治疗。

综上所述,肺癌并非遗传性疾病,但是,上一辈罹患肺癌的话,下一代人患肺癌的概率会有所增加,因此如果有肿瘤的家族史,就更需要积极地通过各种方式预防肺癌的发生。

肺癌是绝症吗

1. 什么是绝症?

绝症的意思是当前医学还无法治好的,有生命危险的疾病。

绝症有两层含义，一是当前医学还无法治好，二是有生命危险。只有同时满足了这两个条件，才叫绝症。

2. 肺癌是绝症吗？

提起肺癌，很多人都会感到恐惧，原因是在很多人心目中，患上肺癌就等于是患上了绝症，无药可治，只能等死了。实际是如此吗？我们一起来详细了解一下。

肺癌是原发于气管、支气管黏膜的恶性肿瘤。根据世界卫生组织最新公布的数据，肺癌是目前全球发病率最高和死亡率最高的癌症类型，严重威胁健康和生命。其中每100名癌症患者种，就有11人患上肺癌；每100名因癌症死亡的人里面，就有18人因肺癌死亡。从这个数据来看，肺癌不得不让人感到恐惧，似乎有了绝症的影子。

然而，肺癌不一定是绝症，具体与肺癌的发展程度有关。仔细分析肺癌的数据可知。肺癌之所以死亡率这么高，最主要的原因是发现得晚，大多数肺癌在确诊肺癌时已经是晚期，错失了治疗的最佳时机，从而导致死亡。数据显示，早期肺癌的治愈率接近100%，而中期肺癌的5年生存率在10%～60%之间，只有晚期肺癌5年生存率不足2%。肺癌的生存率，与它的诊断、治疗的时机以及疾病类型都有关。实际上，早期肺癌是完全可以治愈的，早期肺癌多数可以到正规机构通过手术切除治疗，还可以通过放化疗缓解，5年的生存率能够达到90%以上，完全称不上绝症。如果是晚期肺癌，并且对多器官造成侵袭，通常难以治愈。

事实上，大部分的肺癌并非绝症。早在2006年，世界卫生组织就已经将肿瘤定位为“可控的慢性疾病”。2011年，世界卫生组织又提出,1/3 的癌症完全可以预防;1/3 的癌症可以通过早期发现得到根治;1/3 的癌症可以运用现有的医疗措施延长生命、减轻痛苦、提高生活质量。对肺癌来说,早期肺癌完全可以治愈,中期肺癌病情可控,只有晚期肺癌才符合“绝症”的定义。即便是晚期肺癌,无法用手术进行治疗,仍然可以通过氩氦刀、纳米刀等技术来达到手术的效果,配合放化疗可以明显延长晚期肺癌患者的生存期,提高生活质量,部分患者甚至可以长期生存。过去,肺癌的治疗手段比较单一,主要是手术治疗和放化疗。现在随着很多靶向药物、免疫药物的开发,肺癌患者的生存时间、生存率和生活质量都有了明显提高,肺癌已不再是不治之症。应注意预防和早期筛查,一旦发现肺癌迹象要及时就诊。

肺癌是否可以预测预防

肺癌是可以预测预防的,早期身体信号可以帮助我们预测肺癌。肺癌早期的临床症状不具有特异性,这就需要人们提高警惕,尤其是在出现以下情况时,一定要引起足够的重视。

(1) 长期反复咳嗽:45 岁以上长期反复咳嗽特别是有吸烟史的患者;40 岁以上患者突然发生刺激性咳嗽,持续 2 周以上,经积极治疗无效;慢性咳嗽患者咳嗽性质发生改变。

(2) 痰血:间断性反复痰中带血。如痰血持续数月以上,即使 X 线胸片未见异常,也应引起足够重视。

(3) 其他:①不明原因的持续性胸痛。②同一部位反复发生的肺部感染，特别是局限性肺炎。③难以治愈的肺脓肿，症状明显以及咳出大量脓痰，抗感染治疗疗效不明显。④原因不明的四肢关节疼痛及指端膨大。⑤肺结核在有效抗结核治疗过程中，病灶已趋于稳定，又突然出现新的病灶。

主动筛查可以帮助我们揪出无症状的肺癌。由于肺癌早期并没有任何症状，很少会给身体发出什么预警信号，所以肺癌的筛查非常重要，尤其是针对易患肺癌的高危人群，需要定期进行肺部低剂量螺旋 CT 检查。肺癌高危人群包括：

(1) 有长期抽烟史，吸烟指数(每天吸烟支数×吸烟年数)超过 400，已戒烟但戒烟时间不足 15 年；

(2) 55 岁以上，且有肺癌家族史或者其他恶性肿瘤家族史；

(3) 有职业暴露史，长期接触放射线、化工原料或者在粉尘环境里工作；

(4) 身体其他部位有恶性肿瘤史；

(5) 有慢性肺部疾病史(如慢性阻塞性肺病、肺结核、慢性肺纤维化等)。

对于肺癌高危人群，最好 40 岁以后每年做一次肺部 CT 检查，这是对自己负责的表现。早在 2012 年 3 月，美国 NCCN 指南就以 1 类证据在高危人群中推荐应用低剂量 CT 作为肺癌早期筛查的主要手段。

改善环境因素也可以预防肺癌。

(1) 控制烟草：吸烟与肺癌的关系已被大量临床调查和实验研究所证明，烟草中的尼古丁具有致癌作用。有美国学者的研究资料表明 85%～90%的肺癌与吸纸烟有关，由吸烟所致肺癌占死因的30%。在一些发展中国家烟草的生产继续增长，致使肺癌发病率迅速上升。据一项上海市上万名成年居民的研究表明，在同一地区内，不论男女，吸烟人群肺癌标化死亡率（standardized mortality tatio, SMR）显著高于不吸烟人群，吸烟与大气污染有协同作用。因此，戒烟对预防肺癌的发生具有极其重要的作用。

（2）改善空气质量：大气污染与肺癌的关系，近年来日益引起人们的重视。随着工业的发展，城市规模的扩大，人口密度的增加以及汽车数量的不断上升，大气污染也日益加重。大气中的烟尘除了可以危害肺脏引起各种病变外，尚可吸附工业生产过程中排出的各种致癌物质，而加重其致癌作用。大气污染与肺癌的关系至今尚有争论。但严格控制工业生产“三废”的排放以及辐射污染，对降低肺癌发病率有着积极的作用。

（3）改善生活方式：讲究卫生，改变不良行为方式，加强饮食卫生，不吃烧烤食物，不在人多车多的高峰期进行体育锻炼。远离职业暴露，如避免长期接触放射线、化工原料或者在粉尘环境里工作。合理膳食和适量体力活动，饮食上要加强营养，食物要多样化，营养丰富。以植物性食物为主，多食蛋白、蔬菜、水果、豆类及粗粮加工的食物，注意饮食卫生，避免高脂肪、低维生素及低纤维膳食，防止粮食霉变，不食烟熏油炸过度的食物。减少房屋装修过程中及之后的有害化合物；加强厨房通风。积极生活态度，培养乐观、豁达的个性和生活态度。

（刘　琪，翁佳丽）

肺癌的临床表现

肺癌，尤其是晚期肺癌其实是一种全身疾病，各种意想不到的症状会困扰很多人，有些症状甚至和看似呼吸系统毫无关联。下文会列举一些肺癌常见测症状，并告诉我们为什么会出现这些症状，从而让大家更好地了解肺癌这一疾病。在后半部分，会列举一些导致肺癌的高风险因素，在这些高风险因素的刺激下，人们可能更容易罹患肺癌，如果可以的话要尽量远离这些因素。

早期肺癌会有什么征兆

早期肺癌的症状包括咳嗽、痰中带血、咳血、胸闷胸痛、发热等，但相对并不明显，而且容易与其他疾病混淆。

(1) 咳嗽：是早期的常见症状，由于肿瘤生长的部位、大小、性质不同，咳嗽表现并不相同。比如生长在较大气道或气管时，可能出现刺激性干咳，后期出现痰中带血，咯血等症状；而黏液腺癌患者会咳出不等量黏液痰。因为患者的咳嗽并无特殊表现，所以一般不会怀疑肺癌，但是如果出现咳嗽持续超过 2 周而治疗无效，痰中带血、咳血等情况，应当考虑肺癌可能性。

(2) 胸痛：当肿瘤组织压迫或者侵犯胸膜时，患者可能出现胸痛,但胸痛的可能由许多其他心肺及胸壁疾病引起,同时也可能是心脏急症的表现,所以需要就医鉴别。

(3) 胸闷、气短、喘鸣:生长在气管内、外的肿瘤体积逐渐增大后,导致气管狭窄或者阻塞,或者肿瘤引起大量胸腔积液、心包积液等情况时,可引起上述症状。

(4) 发热:肿瘤组织压迫或者阻塞气管、支气管后,可引起肺炎或者肺不张而导致发热。同时,患者也可能出现肿瘤性发热或者由于肿瘤导致免疫力低下引起的感染性发热。

(5) 消瘦:虽然恶性肿瘤可引起患者食欲减退、体重减轻,属于消耗性疾病,但是肺癌患者较少在早期就出现消瘦。

(6) 杵状指:少数早期肺癌患者会出现杵状指,即手指末端肥厚肿大,形似杵棒,但患者并无明显异常感觉。肺癌患者出现杵状指是因为肺癌肿瘤细胞产生的内分泌因子,作用于指关节导致,是副癌综合征的一种,多见于鳞癌。

早期肺癌因为没有出现远处淋巴结及肺外转移,同时病灶体积较小,所以症状并不明显。许多因为出现症状而就诊的患者已发展到中、晚期,不过随着体检中胸部 CT 的普及,许多早期患者被及时发现就诊。

同时,如果肺癌高危患者出现了上述症状,也可以考虑进行肺部影像检查,高危患者指吸烟每年＞30 包或者戒烟短于 15 年的 55～75 岁老年人,曾有过因工作长期接触致癌物质、慢性肺病(肺结核、老慢支等)、自己或者亲属曾患肿瘤、长期吸油烟或二手烟等经历。

肺里有阴影是不是得了肺癌

不是。

肺部阴影指在肺部影像检查中发现的异常密度增高区域，是一种比较模糊的说法，可以是一种影像报告上的描述，也可以是病历上的一种诊断。

肺部的病变有很多种情况，在胸片、CT 上表现为结节影、斑片影、磨玻璃影等，而这又可以由肺炎、肺结核、尘肺等其他肺部疾病引起。随着器械的进步，胸片、CT 等医学影像结果越来越高清，报告上一般不会写肺部阴影，而是论述更加具体的内容。

有很多患者看到自己的病历诊断上写着肺部阴影后，以为这是医生对于肺癌的一种婉转表达，从而陷入极大的恐慌。但是这是完全没有必要的，如果医生阅片后怀疑有肺癌可能，会和患者充分交流说明，进行下一步操作以明确诊断，而不是说一些云山雾罩的话。

具体的下一步诊疗，有可能是向上级专家转诊；有可能是重新拍 CT，由于很多患者是通过体检而发现肺部阴影，而体检 CT 不一定足够清晰，医生可能要求再拍一次高清 CT 进行判断；也可能是进行病理活检。

病理检查是肺癌确诊的最后一步，即使医生认为影像表现符合肺癌，也需要通过气管镜等方法得到组织后进行病理检查后才能确诊。因为肺结核、炎症等原因造成的结节从影像上也可能符合肺癌病灶的表现，但是病理检查能将其区分，许多类似病例是最后通过病理检查，发现患者并非肺癌。

癌症的诊断是一件极其严肃的事，所以医生会坚持慎重严谨，并在这一过程中保持患者的知情与同意。而随着时代的进步，越来越多的家属尊重患者的权利，不再对其隐瞒病情。

胸痛、背痛是不是得了肺癌

不一定。

肺癌患者的胸痛和背痛往往和胸膜有关。胸膜是位于胸壁与肺之间的两层薄膜，平时辅助呼吸。胸膜上有比较丰富的神经分布，所以当肿瘤组织逐渐增大，压迫或者侵犯胸膜时，患者可能出现胸痛或者背痛。肺癌引起背痛的部位也和肿瘤的生长部位和大小比较符合，比如肿瘤位于下叶时，会引起临近胸壁或者背部疼痛，但位于肺尖部时，则会引起肩部、腋下疼痛，并向上肢内测放射。肺癌常为持续性的闷痛，且多见于中老年人，可伴有咯血等肺癌的其他症状。

同时，肺癌导致的胸痛、背痛也有可能不是胸壁疼痛，而是肋骨、脊柱与肩胛骨等处出现转移灶后导致的骨痛。如果脊柱神经受到侵犯，也可能出现肢体感觉丧失、麻木、肌无力等神经性症状以及大小便功能障碍等症状。骨痛一般比较强烈，患者难以忍受，并且影像上表现也比较明显。

但是，引起胸痛和背痛的其他原因很多，缺氧、炎症、组织坏死、物理化学等因素都可刺激胸部神经纤维而引起疼痛，所以胸痛的原因可能包括胸壁疾病（带状疱疹、流行性胸痛、肋间神经炎、肋骨骨折、急性白血病等），心血管疾病（心绞痛、急性心肌梗死、主动脉瘤、肺梗死等），呼吸系统疾病（胸膜炎、胸膜肿瘤、自发性气胸、肺炎等），甚至是纵隔和食管的疾病。背痛可能是由于骨科损伤（骨折，背肌劳损，椎间盘突出等）、畸形、骨肿瘤，风湿性疾病（强直性脊柱炎等）等原因。

这些疾病导致的胸痛与背痛，有些很有特点，比如带状疱疹是沿着水疱的刀割样剧痛，比如肺栓塞为伴有呼吸困难与发绀的剧烈刺痛或绞痛，比如骨骼或肌肉导致的背痛常伴有活动受限，比如全身关节炎性疾病会出现晨僵。有些则没有特异性，没有专业的医学知识的普通人，难以判断自己的病情，所以建议寻求专业医生的意见。尤其是胸痛剧烈或者伴有大汗、呼吸困难、肩背部疼痛等情况，提示患者有心梗、肺栓塞、动脉瘤等致命疾病的可能，需要尽快就医。

持续咳嗽是不是得了肺癌

不一定。

咳嗽是人体的一种防御性反射，目的是通过咳嗽清除一些呼吸道的分泌物和异物。当呼吸道受到刺激后，黏膜充血水肿，大量分泌黏液，同时血管壁通透性增加，渗出浆液。这些渗出物与粉尘、病原体、异物等刺激物粘合在一起，以痰的形式排除，所以即使是长时间的持续咳嗽，也往往是对于机体异常状态的一种提示。

导致咳嗽的原因有很多，肺部疾病、胸膜疾病、中枢神经异常及胃食管反流都可以导致咳嗽。而持续性的咳嗽，多由于呼吸系统疾病所致，感染性的比如气管炎、肺炎、胸膜炎、胸腔积液等；非感染的疾病比如慢性阻塞性肺疾病（chronic obstructive pulmonary disease, COPD）、支气管扩张、气胸、肺癌等；也包括了心衰、新生免疫病、理化刺激等其他原因。它们也都有各自的特征，比如COPD、支气管扩张、肺炎等导致的持续咳嗽，往往是痰液较多的湿性咳嗽；心衰导致的咳嗽，有昼轻夜重的特点，也会咳出泡沫样痰；胃食管反流导致的咳嗽多出现于餐后、夜间；吸入冷空气、运动刺激后加重的，可能是咳嗽变异性哮喘。

那么肺癌患者的咳嗽，主要来源于生长在气管、支气管内的肿瘤对于气管壁造成的刺激。患者因此出现持续性的咳嗽（干咳居多），并且会随着肿瘤体积的增大而越来越剧烈，但长时间的咳嗽，也会造成损伤。比如呼吸肌疼痛，呼吸道黏膜受损，反映为患者出现胸痛或者咯血，而当肿瘤表面因为自身原因或者不断咳嗽出现了破溃，也会流血，表现为痰中带血或者咳血。

这类咳嗽也可以认为是异物刺激所致，所以特异性不强，无法判断患者是否患肺癌。医生往往还是需要通过影像病理确诊，而随着后续手术或者放化疗、免疫等积极治疗，可因为病灶的缩小而得到缓解。如果肿瘤控制不佳，咳嗽仍然剧烈，医生会酌情使用可待因等药物，抑制神经系统咳嗽中枢以缓解。

而前文曾提及肺癌可能引起肺炎，这种情况下患者也会频繁咳嗽，并咳出大量痰液。痰液会根据感染病原体的不同有所区别，痰白黏稠、牵拉成丝，提示白念珠菌感染；黄绿色或翠绿色痰液，提示铜绿假单胞菌感染。同时，患者也会出现发热、畏寒等其他症状，和普通肺炎相似。确诊是肺癌所致肺炎后，医生会根据病情给予化痰药以及相应抗生素进行治疗，必要时进行气管镜介入等治疗，当肺炎缓解后，患者的咳嗽也会消失。

痰中带血、咯血是不是得了肺癌

不一定。

肺组织或者支气管、气管出血，血液随着咳嗽从口腔中排出，在医学上称为咯血。如果患者有较多分泌物，并且出血量较少，则表现为痰中带血，如果出血量较多，血性液体就会直接从口中咳出，也就是咳血。

但是从口中咯出的血并不一定来自呼吸系统，也有可能是鼻腔出血、胃出血，甚至是口腔出血。所以造成咯血的疾病，也可来自呼吸系统（支气管扩张、肺结核、肺癌等）、消化系统（胃肠溃疡、食管肿瘤等）、心血管系统（急性左心衰竭、肺动脉高压等）、血液系统（白血病、血友病、出血热等）等多处。同时如前文所说，它们一般也会带有自己的特点。比如伴有发热，可能是由于肺结、出血热等；伴有浓痰，可能是支气管扩张、化脓性肺炎等；伴有皮肤出血，可能是血液病、出血热等；粉红色泡沫样痰，是左心衰竭、重症肺炎的特征。所以如果发现痰中带血或者咯血，患者是无法确定原因的，还是建议去医院就诊，不必过分恐慌，由医生进行诊疗。

那么由肺癌导致的痰中带血或者咯血，往往是由于生长于气管或支气管内的肿瘤，表面坏死或者破溃出血；或者癌症侵犯血管，导致血管破裂而出血。如果出血量较小，可以使用止血药及止咳药抑制；如果出血量较大（＞100 ml），需要进行紧急处理。

由于出血是肿瘤导致的，所以止血等手段只能是暂时的应对，手术彻底切除、放化疗使之萎缩缺血等针对肿瘤病灶的治疗才能从根本上缓解肺癌患者的咯血。

肺癌会导致声音嘶哑吗

会的。

但是肺癌导致的声音嘶哑发生概率较低，与喉返神经有关，并且有恢复的可能。喉返神经是支配喉部的主要运动神经，一侧喉返神经受到损伤或者压迫时（多见于手术损伤），会导致声带麻痹，患者可出现声音嘶哑、饮水呛咳等症状。

肺癌患者出现声音嘶哑的主要原因就是喉返神经受到压迫。可能是肿瘤体积增大，直接压迫到喉返神经；也可能是肺癌发生淋巴结转移后，喉返神经周围肿大的转移淋巴结，也可以压迫喉返神经，导致声音嘶哑等。在经过手术、化疗、免疫治疗后，肿瘤或转移淋巴结的体积缩小，压迫缓解，则患者声音可能恢复。

声音嘶哑也可出现在化疗患者上，许多化疗药物的不良反应包括损伤神经，当喉返神经受化疗药物损伤后，可能导致永久性的声音嘶哑，患者可能需要借助外部发声设备的辅助。

肺癌会引起腰部疼痛吗

会的。

肺癌引起腰部疼痛常见以下原因。

(1) 通常情况下，肺癌引起的腰痛为骨转移所致，疼痛特点是腰椎病变的部位有压痛，疼痛为中至重度的胀痛、撕裂痛、刀割样疼痛。疼痛一般是持续性，可能有阵发性加重，比如改变体位可能会诱发，查体腰椎局部有压痛、叩击痛。检查全身骨显像，腰椎的核磁共振可见相应的椎体骨质破坏；血液中的碱性磷酸酶升高等。肺癌引起的腰痛跟一般的腰痛是不一样的，肺癌患者主要的症状是咳嗽、咳痰、咯血，胸痛、胸闷、气促等，到了晚期患者出现脊柱转移时会引起腰痛，所以肺癌骨转移引起的腰痛通常出现在咳嗽、咳痰、咳血、胸闷、气促这些肺部症状之后，而且癌症引起的疼痛是比较剧烈的持续性疼痛，止疼药物通常起不到止疼效果，一般腰疼的疼痛程度比较轻，常用的止疼药物都是可以控制的。

(2) 肺癌引起腰痛还可见于肺癌腹膜后淋巴结转移，或者肾脏、肾上腺、肝、脾等内脏器官转移所致的内脏痛。它的特点是疼痛范围比较弥散，定位不准确，多为持续性的胀痛，对于阿片类药物治疗效果不佳,可以做腹部彩超、泌尿系统彩超及腹部CT检查。

(3) 少数肺癌患者,肿瘤会产生内分泌物质,临床上可以出现非转移性的骨关节病综合征,是副癌综合征的一种,表现为杵状指、骨关节痛、骨膜增生等,也可以出现腰痛。这种腰痛与骨转移不同,患者可能并没有典型的咯血、咳嗽等肺内症状,可发生在肺癌确诊前,也可能发生在确诊后。肺癌切除后,这些症状可消失,如果经过治疗后,原发肿瘤复发,也可能再度出现副癌综合征。

虽然肺癌转移会导致腰部疼痛,但不要想当然地认为肺癌患者腰痛就是骨转移。腰椎间盘突出、腰肌劳损等非肿瘤疾病引起的腰痛也很常见,尤其是对于中老年人。腰椎X线、CT、磁共振是3种常用的影像学检查方法常用,以磁共振检查最好,可以辨清骨病变部位、椎体周围神经受压情况。

肺癌会引起头晕头痛吗

会的。

肺癌出现头晕头痛的原因较多,需具体情况具体分析,主要原因有以下几个方面。

(1) 肺癌颅内转移:肺癌患者经过诊断和治疗后出现头痛,需考虑是否有颅内转移,颅内转移时头痛通常为持续性,伴有头晕、喷射性呕吐等颅内压增高表现,还有可能出现视野缺损、运动或感觉障碍等，如果患者有上述表现，颅内转移的可能性就更大。此时需进行脑磁共振或脑 CT 检查，如果在影像学检查中发现颅内占位性病变，则考虑肺癌脑转移可能。

(2) 副癌综合征：如小细胞肺癌出现副癌综合征时，可引起血压升高，高血压通常导致头痛、面色潮红等症状。此时为解决头痛，不仅需对症治疗，还需积极治疗原发性疾病。

(3) 肺癌晚期可出现恶病质、贫血等症状，也会出现头晕、头痛，此时需积极对症治疗，改善营养状况以改善头痛。

(4) 情绪影响：肺癌患者由于焦虑及紧张等缘故出现偏头疼，此时影像学检查一般不会发现颅内病变。

肺癌会引起全身骨痛吗

会的。

肺癌的好发转移部位中，全身骨骼转移是比较影响患者生活质量的情况。引起全身骨痛往往让很多患者承受巨大的痛苦。

而对于晚期肺癌患者来说，发生骨转移的比率高达 30%或更高。癌症的生物学特征包括侵袭性的生长以及局部、远端的转移等。成人身体中一共有 206 块骨骼，遍布人体全身，可以分为四肢骨、颅骨和躯干骨，起保护支撑作用，同时富含丰富的血管和神经，能进行新陈代谢，且可以进行自我修复与再生。而正是在这个新陈代谢的过程中，为癌细胞透过血液运输转移到骨组织提供了契机。肺癌细胞通过局部基底膜进入血液循环系统,之后在骨组织局部定值释放出可溶性介质,激活更多的破骨细胞,使其增生诱发骨组织损害,继而形成新的病灶,进入恶性循环,并因此引发一系列骨相关的症状,其中小细胞肺癌和肺腺癌特别容易出现骨转移。

骨转移好发部位约有一半都集中在中轴线的脊柱部位,脊柱骨转移会压迫脊髓,侵犯神经,主要表现为肢体感觉异常、丧失、麻木、肌无力等神经性症状以及大小便功能障碍等;约有1/4发生在股骨部位,会出现坐骨神经痛、骨痛等;约有1/10发生在肋骨和胸骨部位,表现为相应部位的按压性疼痛。严重者还会发生病理性骨折或者高钙血症,严重影响患者生活质量和生存期。

此外,少数肺癌患者会出现肺源性骨关节增生症,可引起全身性骨关节改变,也会出现全身骨痛。临床上主要表现为杵状指(趾),长骨远端骨膜增生,新骨形成,受累关节肿胀、疼痛和触痛。长骨以胫腓骨、肱骨和掌骨,关节以膝、踝、腕等大关节较多见。杵状指、趾发生率约29%,主要见于鳞癌;增生性骨关节病发生率为1%～10%,主要见于腺癌;确切的病因尚不完全清楚,可能与雌激素、生长激素或神经功能有关。

肺癌会引起面部肿胀吗

会的。

很多人可能会觉得脸肿一般和肾脏、心脏不好有关,但其实，肺癌所引起的面部肿胀并不少见。肺癌引起面部肿胀可能有以下几个原因。

(1) 肺癌患者出现面部肿胀，这需要考虑有上腔静脉阻塞综合征的可能性，可以做个胸部增强 CT 帮助诊断。上腔静脉阻塞综合征是指肺癌侵犯纵隔或者肺部肿瘤及转移的淋巴结肿大压迫上腔静脉，导致上腔静脉回流受阻，产生头面部，颈部和上肢的水肿，以及胸前部淤血和静脉曲张，还可以引起头痛、头晕、眩晕等，重度患者有时会出现呼吸困难。需要先对症处理，可服用利尿剂减轻水肿，同时保持呼吸道通畅。症状严重者治疗上可以选择上腔静脉内支架植入，可以迅速缓解上腔静脉梗阻症状。其次可以考虑放化疗，如果放化疗有效，可以使其病灶缩小及淋巴结缩小，从而减轻患者的症状。

(2) 恶性肿瘤属于消耗性疾病，肺癌患者全身营养条件较差，需要考虑是否存在低蛋白血症，这样的患者也会出现面部的水肿，甚至全身的水肿，可以补充相应的白蛋白。

(3) 晚期患者出现肝肾损伤也会导致面部肿胀。肺癌的治疗到了晚期，患者往往会接受多种治疗，如化疗、免疫治疗等，这些药物也都是存在一定的药物毒性的，治疗期间，患者的肝肾就容易出现损伤，从而导致面部肿胀。

需要注意的是，以上三种情况中的第一种："上腔静脉综合征"属于肺癌中比较紧急的并发症，患者往往在短期内出现面部增大、脖子增粗的"大头娃娃"征象。同时胸口皮肤可以看到扩张的静脉犹如"海蛇头"一般，这样的情况需要即刻用药干预，减少患者的痛苦。

肺癌会引起发热吗

会的。

对于肿瘤患者来说，发热是一种比较常见的现象，肺癌患者出现发热，常见的情况如下。

(1) 癌性发热：主要原因是肺癌坏死后释放致热原进入血液循环所致。由于瘤组织生长迅速，特别是一些实体瘤增大时，中央形成坏死区，患者常有发热发烧。肺癌晚期发热症状以高热或低热为主，肺癌所致发热一般在 37.5～38 ℃，偶可达 39 ℃以上，呈不规则热型，多不伴寒战，午后发热较常见，有时也可见弛张型高热。发热可因肿瘤坏死或其代谢产物引起，一般使用抗生素治疗疗效不佳，应按发热护理，夜间及时为患者更换浸湿的衣服，预防受凉，鼓励多饮水，需要时进行物理降温。一般而言，不会同时出现发冷、咳嗽等现象，若同时出现发冷和咳嗽，也许由感冒引起，这时建议暂停服用抗癌药物，改用治感冒发烧的药物，或西医输液退烧，一般也能在 1～2 天内见效，之后再继续对肺癌晚期患者治疗。

(2) 感染性发热：肺癌容易合并阻塞性肺炎，如肿瘤侵犯支气管或支气管相关分支，压迫支气管造成支气管堵塞，引起远端阻塞性炎症或阻塞性不张导致发热。此外大部分肺癌晚期患者会因肿瘤本身使得免疫力降低，尤其是白细胞偏低的患者，常因感染引起发热。感染的主要部位为呼吸道、肠道、胆系及腹腔。

感染的症状因部位不同而表现不同，如呼吸道感染，则主要表现为咳嗽、气急、发热；肠道感染主要表现为腹痛、腹泻；腹腔感染可有腹痛、发热。常常体温可以高达 39 ℃甚至更高，在发烧的同时还可以伴有畏寒、寒战等感染的症状。对于感染引起的发热，需要抗感染药物应用，同时需要加强退热等对症处理，而对于阻塞性肺炎引起的发烧，需要治疗患者的原发疾病。临床上，中心型肺癌较周围型肺癌发热率高，且中心型肺癌以感染性发热为主，周围型肺癌癌性发热相对较多。中心型肺癌易发生支气管阻塞，远端分泌物滞留，易引起感染性发烧，而周围型肺癌肿瘤较大时才引起注意，此时瘤体坏死，组织破坏明显，坏死物不能及时排出，癌性发热引起肺癌发烧明显增多。因此，对中心型肺癌患者要在放化疗的同时，加强雾化吸入，鼓励患者有效的咳嗽排痰，保持呼吸道通畅，合理应用抗生素，以降低发热率。对周围型肺癌的发热，在无感染情况下可服用退热药降温，给予抗肿瘤治疗的同时给予有效的支持疗法。

(3) 药物性发热：部分患者在使用化疗药物及化疗辅助药物时，有可能会出现药物热。药物热通常为该药过敏反应所致，一般是持续的高热，常达 39～40 ℃，伴寒战。发热虽高，但患者的一般情况尚好，与热度不成比例。对于药物热多以预防为主，对于明确导致发热的药物之后，需要立即终止使用此药，并配合医生积极处理。

(4) 粒细胞减少性发热：肺癌放化疗患者，治疗期间或治疗后可能会出现骨髓抑制，白细胞和中性粒细胞下降引起免疫力极度低下，临床上称之为粒细胞减少或缺乏性发热。对于粒细胞缺乏(中性粒细胞低于 0.5×10^9)性发热,需要及时做好消毒隔离,保持口腔及肛周清洁。粒缺患者抵抗力差、感染易扩散而加重病情,应根据患者的临床危险因素和本地区的病原微生物谱来尽快决定抗感染的初始经验性治疗方案,同时还应注意加强退热、保持水电平衡及营养支持等对症治疗。

(5) 中枢性发热:肺癌脑转移的患者可能会出现中枢性发热。肺癌转移到脑,转移灶可能会损伤下丘脑体温调节中枢导致发热。脑转移引起的发热一般特点:突然高热,体温可直线上升,达 40～41 ℃,持续高热,虽然高热却无颜面潮红等表现,反而可见皮肤干燥、四肢发凉。一般可予以物理降温,患者可头戴冰帽,保护大脑,同时予以酒精全身擦浴以降低体温,患者也可口服退热药物,如果患者不能口服,也可给予退热栓塞直肠给药,以降低体温。另外,可予以甘露醇滴注降低颅内压,减轻癌肿对脑组织的压迫。当然,要从根本上解决发热的问题,还需要控制肿瘤,可视病情而定,予以 γ 刀或者全脑放疗来治疗肿瘤。

肺癌的高风险因素有哪些

肺癌的高危因素其实有不少,由于肺部是呼吸器官,因此导致肺癌的高危因素往往和空气有关。主要包括以下几个方面。

1. 长期接触油烟是不是容易得肺癌?

是的。

在统计数据中中国女性肺癌患者中吸烟者比例远低于中国

男性，也低于欧美女性，所以中国女性的肺癌发病率不能完全归因于吸烟。

有研究表明传统中式炒菜中的油烟与肺癌发生有关，当食用油被加热到 170 ℃左右，即开始发烟，如果散发出肉眼可见的大量油烟，则表明温度已超过 200 ℃。

很多人可能认为油烟只是食用油与水的混合蒸汽，但实际上炒菜时高温的油与食材发生焦化等反应，产生了包括多环芳烃、醛类、苯并芘在内的多种有害物质，在长期炒菜的过程中被吸入肺部，产生氧化应激等反应，有一定概率导致肺癌。这些物质在香烟烟雾中也可见到，并且被认为是吸烟致癌的主要原因，确实也有一些研究认为长期接触油烟与长期接触二手烟的危害相似。

但是不管是个人还是家庭，烹饪食物都是不可少的，为了降低油烟对肺的伤害，一方面在炒菜过程中需要降低油温，切忌“猛火爆炒”；另一方面是全程使用油烟机，确保油烟及时被排出，考虑到油烟机在中国家庭普及的时间并不长，一部分中老年女性的肺癌发病可能和未能长期使用油烟机有关。而同样是加热食用油的烹饪方式，煎和炸食物时也需要注意控制油烟。

2. 我有慢性肺病，我会得肺癌吗？

不一定。

慢性肺病包括慢性气道病（如慢阻肺、支气管扩张、哮喘等）、慢性间质性肺病（间质性肺炎、特发性肺纤维化等）、慢性肺炎（肺结核等）等多疾病。

并不是所有的慢性肺病都会转化成肺癌，但是其中 COPD

(慢阻肺)、肺结核、肺纤维化的患者发生肺癌的概率高于正常人群,各种研究结论不同,为几倍至十几倍。其中原因可能和肺部长期炎症反应及免疫功能异常有关,同时患者可能本身也是肺癌的高危人群,比如长期吸烟或者接触石棉等致癌物质,所以即使疾病缓解或者痊愈后也有肺癌发病的可能性。

3. 长期吸烟是不是容易得肺癌?

是的。

长期吸烟的人与不吸烟的人相比患肺癌的概率会比较高,但不是说经常抽烟就一定会得肺癌。经常抽烟由于烟雾的高温、焦油的化学损伤对气管、支气管长期的刺激,会使患者的气管、支气管黏膜上皮细胞长期处于损伤⇄修复的不断循环中,而修复就需要上皮细胞增生,而肺癌最常见的就是起源于支气管黏膜上皮,所以一旦支气管黏膜上皮增生异常,就极容易引起肺癌。这是因为细胞的突变,是发生在细胞增殖过程的。在DNA的合成过程中,受到外界因素的刺激,基因容易发生突变,运气不好就会影响到癌基因或者抑癌基因,从而导致癌变。换句话说,细胞增殖越快,增殖的次数越多癌变的概率也就越大。

此外,烟草在燃烧的过程中,局部温度可以达到上千摄氏度,从而会发生一系列的热分解和热合成化学反应,可以形成近4 000种化学物,其中绝大部分对人体有害。比如一氧化氮和烟焦油,尤其是烟焦油含有以多环芳烃和亚硝胺为主的多种致癌物质,这些物质可以通过多种机制使支气管上皮的基因受损,发生突变,引起癌变。吸烟引起肺癌的风险,随着每日吸烟的量和吸烟的时间年限的增加而增加,也就是说有一定的剂量反应关系，所以戒烟后可以减少肺癌发生的风险。而女性中虽然不吸烟，但是存在被动吸烟的情况。在医学上吸烟指数大于400，被认为是肺癌的高危人群。（吸烟指数＝每天吸烟支数×吸烟年数。如果每天平均吸20支烟，已有20年的吸烟史，那么吸烟指数就是400）肺癌患者继续吸烟会增加治疗难度和并发症，而停止吸烟则能延长生存期，并降低肺癌的复发率。

除了肺癌，吸烟还与食管癌、喉癌、口腔癌、胰腺癌等疾病的发生密切相关。在与女性相关的癌症中，吸烟20年以上的妇女患乳癌的危险性增加约30％，吸烟妇女患宫颈癌与卵巢癌的风险也较高。在长期吸烟的成年人中，除了发生恶性肿瘤外，发生脑卒中、冠心病、肺炎、硬化性外周血管疾病的风险也较高。对于不吸烟但长期暴露于二手烟环境中的成年人，除了将会增加肺癌、乳腺癌发生的风险，还会有发生脑卒中、冠心病、动脉粥样硬化、慢性阻塞性肺疾病、哮喘、肺功能受损的风险。对于儿童来说，二手烟会增加发生脑肿瘤、淋巴瘤、白血病的风险，还会导致中耳疾病、呼吸系统症状、肺功能受损。

近10年，电子烟的使用在许多国家迅速增加，监测数据主要局限于高收入国家。在美国14～18岁的高中生中，电子烟比卷烟更受欢迎。2017年美国有11.7％的学生使用电子烟，已经超过了吸卷烟学生的比例（7.6％）。尽管电子烟产品在设计、口味、使用模式和名称上进行了改头换面，但与燃烧的烟草产品相比，危害并未减少多少，且使用者更容易上瘾，从而最终转向吸含尼古丁更多的传统烟草产品。电子烟对癌症的最终影响目前尚有待确定。实验室研究可以测量新产品的致癌物产量，但还不能确定这些对癌症风险或对吸传统烟草产品潜在的长期影响。例如，吸烟者可能因此不去选择戒烟，而成为既吸卷烟又吸电子烟的双重烟草产品使用者。不少年轻人在吸电子烟后产生了尼古丁成瘾，可能转为吸卷烟或吸其他烟草产品的受害者。尽管目前医学上尚不十分清楚电子烟对健康的最终影响，但是考虑到电子烟存在着一些对健康的不确定隐忧，有的国家对这类产品采取了一系列的监管措施，国际癌症研究机构(international agency for research on cancer, IARC)将其列入人类致癌性质评估的优先事项，正在收集相关的科学证据，适时对电子烟的致癌意义进行评估。我国的部分城市正在制订和出台将电子烟列入控制吸烟条例，禁止在辖区所有室内公共场所吸燃烧的卷烟和无燃烧的电子烟等烟草产品。

（江皓华，李嘉琪）

肺癌早期筛查

我们知道，罹患肺癌的人，如果发现时是早期，经过手术治疗后，几乎可以达到“治愈”，而如果发现肺癌时已经是晚期，那么生存的时间甚至不足1年。因此，早期肺癌筛查可以将那些没有症状的早期肺癌患者筛选出来，早诊断、早治疗，从而降低肺癌的死亡风险。本篇将介绍我院开展肺癌筛查数年总结的经验，以及肺部结节的随访和健康管理内容。

为什么要进行肺癌筛查

肺癌筛查是一种在有高风险患肺癌的健康人群中检测肺癌的过程。早期周围型肺癌的患者，一般都没有任何症状。一旦出现咳嗽、痰血、声音嘶哑或者是胸闷气结，这时候就诊往往是中晚期了，失去了手术治疗的机会。

因此建议长期吸烟者且没有任何肺癌征兆或症状的老年人进行肺癌筛查。医生用低剂量计算机断层成像(low-dose computed tomography, LDCT)来扫描肺部并寻找是否存在肺癌的迹象。肺癌早期发现更有可能治愈。肺癌的预后和期别是明显相关的，一期5年生存率可达70%～90%，而四期的5年生存率只有15%左右。

肺癌筛查的目的是在早期阶段检测出肺癌，以防癌症被发现时已经发展到不能治愈的程度。研究表明，肺癌筛查可降低死于肺癌的风险。

上海胸科医院"社区肺癌早期筛查"简介

肺癌，是当今世界上死亡率排位第一的恶性肿瘤，中国是世界上肺癌患者最多的国家，近30年发病率上升超过400%，肺癌的防治已刻不容缓。上海市胸科医院积极贯彻医改要求，将重点慢性病防治、医联体建设和肺癌早诊早治相结合，与徐汇区卫健委联合，于2013年率先在国内开展"社区肺癌早期筛查"项目，目前已经完成前后两轮筛查。

临床数据显示，早期肺癌（Ⅰ期）5年生存率可超过90%，而晚期肺癌患者的5年生存率却只有15%左右。实现肺癌慢病化，"早发现、早干预"是关键，高效规范的肺癌早期筛查是唯一有效途径。2013年，当大部分老百姓体检还在拍X片时，胸科医院以其同步国际前沿的医学意识和医疗实力，开始大力倡导"低剂量螺旋CT"筛查肺癌。该项目联合徐汇区卫健委，在区内的田林、枫林、斜土、康健、漕河泾、徐家汇6个社区同时开展。如此大规模地运用低剂量螺旋CT开展肺癌规范化早期筛查，当时在国内实属首次。其后，为进一步贯彻推进医改的慢性病防治工作，胸科医院积极投身徐汇区"医联体"建设，再次深化"社区肺癌早期筛查防治一体化"项目，并运用人工智能软件，联合家庭医生，通过分级诊疗的良好模式，为更多百姓带来健康实惠。至

2019年夏，前后两轮筛查工作圆满结束。

历时6年的早筛项目，共调研社区居民3万余人，通过低剂量螺旋CT筛查肺癌高危人群8 000余人。研究结果显示，低剂量螺旋CT筛查对于早期肺癌的检出率高达94.1%，比传统检查方式高出70%以上。根据最新一轮筛查数据显示，在所有经过低剂量螺旋CT检查的人群中，发现肺部结节的人群占筛查总人数的11.1%，而其中，经医生诊断为高度疑似肺癌早期患者的仅占筛查总人数的1.83%。这些结果与国际权威同类筛查项目结果基本一致。目前，这些高度疑似患者中已有52人接受了手术治疗，都获得了很好的治疗效果，其中早期肺癌患者5年生存率100%。

研究结果为我们带来了以下三条经验。

(1) 积极推广“低剂量螺旋CT”筛查肺癌。胸科医院肺癌早期筛查项目，将“低剂量螺旋CT”带入大众视野。这一国际公认的检查早期肺癌方式能有效提升70%以上的检出率，能有效降低20%的肺癌死亡率。这一早筛方式的推广，对于肺癌发病率、死亡率常年位居恶性肿瘤第一位的中国来说，具有非常深远的意义。在社会各界的大力支持下，项目组倡导的肺癌早筛方法已经被越来越多的百姓接受，诸多单位也将“低剂量螺旋CT”检查纳入常规体检。

(2) 探索出三甲和社区医院之间做好重点慢性病防治的有效模式。在胸科的肺癌早筛项目中，三甲专科医院医生和社区家庭医生之间分工协作、紧密配合、各司其职，为老百姓搭起一张“健康网”，社区医生作为“健康守门人”的能力将被强化，居民的就医安全感、获得感将大大提升。

(3) 提出了一套符合我国人群特点的肺癌筛查“高危指标”。胸科医院的肺癌早筛项目，不仅纳入国际权威同类筛查项目指标，并且根据我国肺癌发病谱的特征，增加了“45～50岁”人群组，主要以女性为对象的“被动吸烟”“厨房油烟接触”等筛查指标。实践表明，这些具有中国特色的筛查指标的纳入，使得早筛的覆盖面更加完整，减少了大量的漏诊可能。“在肺癌早筛中，有几个误区需要避免。肺癌高危人群不仅限于吸烟者，女性肺癌发病率在逐年上升，这些都需要引起重视。”项目组负责人韩宝惠教授说。

人工智能技术，无论是高危人群的筛选阶段还是低剂量螺旋CT读片阶段，都发挥了巨大的作用。在高危人群筛选阶段，既往的筛查研究采用的是纸质问卷的方式。这种方式一方面耗时较长，可操作性差，另一方面后续数据录入过程中，可溯源性差，会造成一定程度的数据丢失。在第二轮项目筛查中，项目组开发了高危人群筛选软件，社区的医生只需要扫描二维码后，即可对社区居民的高危参数进行实时评估录入，录入完成后当场即可显示评估结果，大大提高了筛选效率。同时，该软件也为医生们实时调阅高危人群数据提供便捷。在低剂量螺旋CT读片阶段，既往筛查需要影像科医生们每日大量读片，除工作量巨大外，也无法实现检查结果的及时反馈。在第二轮项目筛查中，项目组积极开发了人工智能读片软件，为医生们的读片诊断提供了极其有力的助力。人工智能软件可在几秒钟内，将可疑病灶筛选出来，并列出列表供医生参考。医生们再进一步进行更为精准的读片诊断，为患者健康搭建双重“保障”。

哪些人群需要做肺癌筛查

1. 肺癌的诱因有哪些？

结合国际指南和中国国情，通常认为以下诱因均为肺癌的高风险因素。

(1) 主动或被动吸烟：开始吸烟年龄越小、每日吸烟量越大、持续时间越长，引起肺癌的相对危险度越大。

(2) 环境污染：包括室外大环境污染如各种农业、工业废气、粉尘和汽车尾气等，室内小环境污染例如室内烹饪燃烧的烟煤释放的废气。

(3) 职业暴露：长期接触铀、镭等放射性物质和石棉、氡、砷及其化合物等高致癌物质，另外经常接触柴油废气。

(4) 肺癌家族史及既往肿瘤病史：这类人群往往可能携带有异常基因改变。有证据表明，一级亲属被诊断肺鳞状细胞癌的个体患肺癌的风险度明显升高。

(5) 年龄：在我国，＜45 岁人群肺癌的发病率相对较低，≥45 岁呈现明显增加趋势。

(6) 其他：肺结核、慢性阻塞性肺疾病和尘肺等慢性肺部疾病患者肺癌发病率高于健康人。肺支气管慢性炎症及肺纤维瘢痕病变在愈合过程中的鳞状上皮化生或增生可能发展成肺癌。

2. 哪些人群需要做肺癌筛查?

肺癌的筛查针对的并不是普通健康群体,肺癌筛查的主要针对人群是肺癌高危人群。

3. 什么是肺癌高危人群?

各国的定义是不一样的。主要是两大因素,首先是年龄,年龄越大肺癌的发病率越高。年龄界定到什么程度?每个国家也不一样,有的认为 50 岁以上,有的认为 55 岁,有的认为 60 岁以上。另外还有一个因素就是吸烟,吸烟和肺癌的关系是必然的。重度吸烟者肯定肺癌发生率越高。我们国家肺癌高危人群的制订,将国际指南与我国自己的肺癌流行病学特点进行了结合。

现在肺癌的发病率有几大趋势,第一是年轻化趋势,第二是女性肺癌越来越多,第三是腺癌越来越多。总而言之,非吸烟人群的肺癌发病率呈明显的上升。我国制订的肺癌高危人群指南里,主要是两大人群,如下。

第一类人群就是 55～74 岁,有重度吸烟史的人群。重度吸烟定义为:吸烟“每年 30 包”。如果每天抽 20 支,连续 15 年,就是“每年 30 包”。另外还要求戒烟时间小于 15 年。总而言之,这类年龄大、吸烟久的人属于高危人群之一。

第二大高危人群,是指年纪≥45 岁但还未到 55 岁。这些人群只要有下面危险因素之一我们就认为是高危人群。第一个因素是有吸烟史,第二有直系肿瘤家属史,第三有自身肿瘤病史。另外对于有慢性肺部疾病史,有致癌物质的接触史(比如工作中有放射线、沥青接触史)的人群,也属于高危人群。我国对于肺癌高危人群的界定和国外存在一定的区别,国外的高危人群把吸烟作为必要的因素，而我国的标准把吸烟作为高危因素之一。即使不抽烟，如果有直系肿瘤家属史，或者有自身肿瘤家族史，加上年龄≥45 岁，在我国也被认为是高危人群。

平时不吸烟的人有必要做肺癌筛查吗

有必要。

在我国，对于肺癌高危人群的定义不仅仅是吸烟，吸烟是作为高危因素之一。如果是不吸烟的，但年龄如果≥45 岁，有直系肿瘤家族史，或者原来就有自身肿瘤，或者有慢支、肺气肿，或者有尘肺，或者有职业的致癌物质接触史，也是属于高危人群。

因此，即使不吸烟，如果符合我国对于肺癌高危人群的其他定义中的条目，仍然应该参与肺癌的筛查。

肺癌筛查采用什么技术手段

肺癌筛查主要采取低剂量 CT 的筛查。在低剂量螺旋 CT 被采用前，筛查采用的方法主要是 X 线胸片。但是 X 线胸片有很多缺点，现在逐渐不再用于肺癌筛查。为什么？因为 X 线胸片的分辨率不够，而且因为是平面的，存在看不到的隐蔽部位。如果病灶处在纵隔后面，或者横隔，胸片很容易遗漏。因此，并不主张用胸片作为筛查。另外，美国的一项大型临床研究中比较了用胸片或者低剂量螺旋CT两者，哪个筛查发现肺癌的效果更好。结果发现，用低剂量CT筛查早期肺癌，相比于X线胸片，可以降低20%的肺癌死亡率。得益于这些试验结果，美国的肺癌诊疗指南以及中国CSCO指南均推荐将低剂量CT作为高危肺癌患者的筛查手段。

目前，通过血液学检查的方式还不能够早期发现肺癌，一些研究通过血液对肺癌甲基化分子，还有和肺癌相关的癌基因、抑癌基因、端粒酶、RI表达进行检测，发现它们可能和早期肺癌有一定的关系，但这些检测指标都还在试验阶段，距离真正进入到医疗应用中还有一定的距离。因此，低剂量CT是现在早期筛查肺癌的首选。

肺癌筛查需要间隔多久做一次

首先应该强调，肺癌筛查针对的不是全体人群，而是高危人群。因为低剂量CT也是有一定辐射的。对于高危人群而言，建议每年进行筛查，如果几次筛查后没有发现任何明显问题，之后可以改为1～2年进行一次筛查。此外，筛查对周围型肺癌，腺癌的发现能力比较高。但是对重度吸烟者，CT不一定可以看到结节。重度吸烟的人群发生肺癌主要是中央型，鳞癌比较多见，这时候CT可能没有看到异常的表现。对于这类人群，可能需要进行荧光支气管镜的检查，去观察肺部气管管腔黏膜有没有异常的改变。因此,重度吸烟并且反复发生痰血的,建议进行荧光支气管镜筛查。但是,荧光支气管镜属于有创伤的检查,不良反应要明显高于 CT,具体是否需要进行这项检查需要与医生进行沟通,权衡利弊。

什么样的肺部结节是阳性结节

进行低剂量螺旋 CT 筛查之后,有的人就可能发现了肺部结节。而肺部结节又有阴性结节和阳性结节之分。对于在筛查当中发现的结节,如果是≥4 mm 的非钙化结节,我们定义为阳性结节。反过来,如果结节都是钙化的,我们认为是阴性结节。它可能是以前结核、炎症、霉菌留下来的痕迹。另外,如果病灶很小,<4 mm,这样的结节同样没有太大的意义,不能算作疾病或者是异常。需要强调,即使是阳性结节,也不等于早期肺癌。结节有很多类型,包括炎症、结核、霉菌、球形肺等。是不是肺癌或其他疾病,后期的鉴别诊断可能需要进行进一步检查,比如常规的高分辨率 CT 检查等。

检查出阳性结节该怎么办

一旦发现阳性结节,医生会根据结节的位置、大小、密度等进行综合的判断。如果结节比较大,在 8~30 mm,临床医生首先要进行恶性概率的判断。如果恶性的可能性非常大，我们会建议患者进行手术治疗。如果需要进一步鉴别，那么就需要额外的检查，比如高分辨率的CT或者是PET-CT。对于那些能够穿刺的病灶，我们还会建议患者做肺穿刺检查，从病理学的角度看结节是良性的还是恶性的。

如果是小于8 mm的结节则需要根据结节大小和危险因素确定复查的间隔时间。在没有肺癌的危险因素的情况下，小于4 mm的结节可以选择性影像随访；4～6 mm的结节则建议年度复查；6～8 mm的结节需要在第6个月、第12个月和第18～24个月进行随访，如果这几次随访后结节都是稳定的，可以年度随访。在有肺癌危险因素的情况下，小于4 mm的结节建议年度随访；4～6 mm的结节建议在第6～12个月、第18～24个月进行随访，如果两次随访后结节稳定，可以年度随访；6～8 mm的

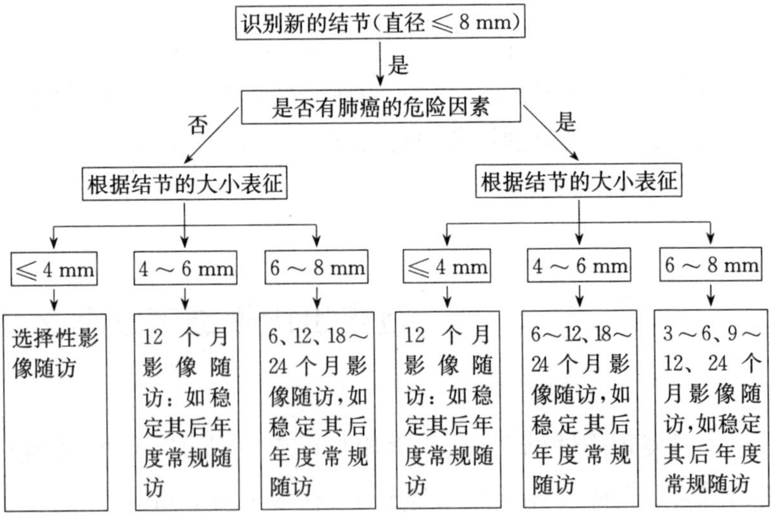

结节则建议在第3～6个月完成第一次随访，随后在第9～12个月和第24个月完成后两次随访，随后如果结节稳定的话，可以接受年度随访。

筛查结果为阴性，还需要再检查吗

依然需要。

筛查结果为阴性有以下几个情况，一是CT结果提示未见明显异常，二是发现<4 mm的结节，三是发现钙化结节。对于筛查结果为以上几种情况的高风险人群，我们仍然建议定期筛查，因为筛查的目标人群仍然属于高危人群，具有一些可能罹患肺癌的高危因素。筛查的频率建议是1～2年一次。如果筛查的对象为肺高风险人群，则建议按原计划进行健康体检，常规随访。

体检为什么要做CT检查

随着时代的发展，越来越多的体检项目将X线胸片替换为了胸部CT，作为发现肺部疾病的一种常规体检项目。对于老年以及具有一些高危因素如家族史、长期的吸烟史的人群，肺癌的发病率会高于没有高危因素的人群，这些人群可以在做体检的时候，选择胸部CT这项检查。

相较于X线胸片,它对于一些早期肺癌表现,尤其是小病灶或隐藏于人体正常结构后特殊位置的病灶的发现能力要明显强于胸片。

而在人们担心的辐射方面,在对正常人做体检筛查时,一般采用的是低剂量的胸部CT。相较于常规的CT检查,它的辐射剂量进一步降低,单纯因辐射造成的人体损害是微乎其微的。通常,人体安全的辐射剂量范围一年不能超过100 mSv,因此在规范的就诊过程中,体检采用的低剂量螺旋CT对身体的影响可以忽略不计。

对于CT检查的选择,如果是年度体检,可选择胸部低剂量CT,其辐射量相对较小且能发现大部分需要关注的病灶;如果是已有病灶的随访或术后的复查,建议做胸部平扫CT;如果是比较小的病灶或者想辨明结节到底是“磨玻璃”还是“实性”,那就选择胸部高分辨CT。具体采取哪种检查,应在医生了解具体情况后,听从医生的建议。

什么是低剂量螺旋CT

低剂量肺CT并不是通过新的机器来做,也不是什么高精尖的技术,而是通过改变了普通CT机器(一般是64排CT)的参数,通过降低CT电压和毫安秒,从而降低了患者的照射辐射剂量,但是相应的,也损失了一部分清晰度,所以他主要用于肺癌高危人群的筛查。

低剂量，顾名思义就是受检者接受辐射的剂量非常低。通常一次常规胸部 CT 扫描辐射剂量大约 7 mSv(毫西弗，辐射剂量单位)，低剂量胸部扫描推荐辐射剂量为 1～2 mSv，一般 X 线胸片的辐射量大约是0.1 mSv。世界卫生组织的标准是：人体每年接受的辐射量≤5 mSv。

或者我们引入一个有趣的名词——“香蕉等效剂量”，是非正式的电离辐射暴露剂量单位，是用吃了多少根香蕉来衡量所受到的辐射量。因为香蕉内含有微量的放射性钾-40，从而产生了一定的对人体无害的辐射，每吃一根香蕉会让你增加 0.078 μSv剂量的内照射。一张 X 线胸片的辐射剂量相当于 1～2 mSv，所以拍一张 X 线胸片的剂量相当于一口气吃了 200 根香蕉所受到的辐射，拍一次低剂量胸 CT 相当于一口气吃了 12 820～25 640 根香蕉。

为了保护受检者尽可能少地接受辐射，医生会尽量调整扫描的参数到最合适的管电流、管电压、扫描范围、螺距进行扫描。通俗讲，低剂量螺旋 CT 在保证不漏掉病灶的前提下，使受检者的剂量降到最低的幅度。但是因为剂量降到非常低，X 线对组织的穿透能力就下降了，图像的质量也会受到一些损失。所以对于有病灶的患者，一般不建议用低剂量 CT 进行复查。低剂量螺旋 CT 最常用的场景还是早期肺癌的筛查，对于这些需要筛查的人群，它是最有效最佳的 CT 影像检查办法。另外，还有一些对射线剂量比较敏感的患者，在随访的时候，医生也可能适当的采取低剂量的检查方法完成检查。

肺部有小结节一定是肺癌吗

查出肺结节的人并不少见,每3个“健康人”体检查胸部螺旋CT,就会有1人查出肺结节。普通人发现自己肺部有结节,很多人会惊慌失措,肺结节到底是不是肺癌呢?

什么是肺结节?简单说,肺结节就是肺部CT上的阴影,一般表现为小的局灶性、类圆形、密度增高的阴影,可单发或多发,不伴肺不张、肺门肿大和胸腔积液。肺结节大小直径不超3 cm,如果超过3 cm,就称之为肺部肿块。肺结节按照密度来分类可分为三类:实性结节、磨玻璃结节、混合磨玻璃结节。

肺结节见于什么疾病?其实,肺内很多疾病都会形成结节,良性的如炎症、结核、真菌感染、出血、亚段肺不张等。恶性的则可能是原发性肺癌或肺内转移癌。当然部分良性病变,长时间进展之后也可能转化为恶性。

所以发现肺结节不一定就是肺癌。但是,体检时发现的肺内小结节,仍有一定比例的早期肺癌,因此,我们不能轻视。对于发现的肺结节,应及时向呼吸内科专科医生寻求帮助,综合判断肺结节的恶性程度。

肺部有多发小结节该怎么办

在CT检查过程中,经常发现查出来不止一个结节,有多发的结节，这种情况要具体问题具体分析。大家经常有这样的疑问，是不是多发的结节良性就比较大，单发的结节肿瘤的概率就比较高？一般认为＞10 个弥漫性结节，很可能伴有症状，可由恶性肿瘤转移或感染导致，原发性肺癌的可能性相对较小。但总的来说，结节的危险程度主要还是由大小和密度来决定的。＜5 mm 的结节，恶性的概率是非常低的，不到 1%；5～10 mm 的结节，恶性的概率为 30%左右；1～2 cm 的结节，恶性的概率为 30%～60%；＞2 cm 的结节恶性的概率为 60%～80%。这是按照结节大小进行的区分。

根据密度，我们一般把结节分为两大类，第一类是实性的结节，第二类是亚实性的结节。亚实性结节中又分为两种，一种是纯的磨玻璃结节，还有一种是混合的磨玻璃密度结节。后者结节中既有一部分是实性的，又有一部分是磨玻璃密度的。

对于肺部多发结节，存在几个可能性。第一个，各个结节都是独立的，也就是说有可能都是良性的，也可能是多个中心发生的肿瘤，大家自己管自己的，互相不关联。还有一种可能，肺里有一个主要的恶性病灶，其他结节是这个病灶转移过来的。

发现多发结节还有一点需要特别关注，要检查一下身体其他部位有没有肿瘤。其他部位有肿瘤的话，很有可能是其他部位的肿瘤发生了肺部的转移，多发结节是转移的结果。

对于肺部多发小结节，可以请放射科专家为自己解读 CT 影像，医生可能会根据具体情况建议你做进一步的检查。比如 PET-CT，了解全身的情况；或者建议对比较大的结节进行穿刺活检，看一下结节在病理角度的良恶性。

什么是小结节三维图像重建

先来说一下CT扫描的特点。可以简单地想象一下，CT扫描就像切西瓜一样，一层一层地把肺部组织分割开来，并对每一层的图像进行记录。因此，在扫描过程中记录的信息是多个平面的，使得我们看到的CT图像呈现出一种横断面的景象。但实际上在扫描的时候，扫描部位多维度的信息都会被包含在结果中，就像切好的西瓜片虽然被切开了，但仍然有办法整合成原来立体的形态。医生在做后处理的时候，可以从各个方向重组图像，也就是三维重建。

CT三维重建是计算机后处理的强大功能，是基于平扫和各种冠状位、矢状位及水平位的数据，用后期电脑重新合成的数据。计算机将获取的冠状位、矢状位和水平位的数据整合后还原出器官三维立体的形象，可以直观地看到何处有病变，而且根据血流的多少添加色彩，看起来就更加直观。CT平扫，包括薄层CT和高分辨率CT，获取的是原始数据，可以是横切的水平位，也可以是矢状位和冠状位，它们的成像都是不同层面、不同角度的平面图，就好比切西瓜，不论横切、竖切、斜切，不论切多少层，摆在我们面前的都是一张张平面图，三维重建却是根据图像的整合计算又重构了一个比例相同的西瓜模型。虽然多数时候可以很好地建立疾病损伤及对比关系，但是CT平扫对于特殊的部位，如气管和气管拐弯处、肋骨折断后的错位情况，还有其他地方的骨骼或肠腔器官的内部结构，不是特别清楚。所以需要三维重建来还原器官立体处的表现，心脏造影、大脑血管造影、气管立体的三维重建、骨骼的三维重建就应运而生。肺三维重建 CT 扫描，主要是警惕是否有肿瘤性疾病或者肺部有严重的病变，而其他普通的 CT 或影像学检查无法准确进行诊断，意义是更加清晰观察血管、血流或局部的病变情况。肺三维重建 CT 和普通 CT 不同，普通 CT 是断层平面图像。肺三维重建 CT 的成像是立体的，可扫描各个层面的二维投影，通过数字的数学过程以及计算机技术处理之后，还原胸腔内三维空间照片，能够准确确定肺部病变的空间位置、大小、形状，以及和周围血管、气管、淋巴管之间的关系。

三维重建把一个病灶非常逼真、非常立体地呈现在医生的面前，使得医生可以看清它的全貌，对诊断是非常有帮助的。

什么是磨玻璃结节

磨玻璃又称“磨砂玻璃”，是指用金刚砂磨过或以化学方法处理过的表面粗糙的半透明玻璃。肺部磨玻璃结节这个名称，利用大家熟悉的磨玻璃，形象地描述出这种类型肺结节的样子。从胸部 CT 上看，肺部磨玻璃结节的影像表现类似磨玻璃，呈现云雾状的圆形、类圆形病灶或不规则阴影。

肺结节的定义为医学影像学上直径≤3 cm 的局灶性、类圆形、密度增高的实性或亚实性肺部不规则阴影，可为孤立性或多发性，不伴有肺不张、肺门淋巴结肿大和胸腔积液。

由此可见，肺部磨玻璃结节是按照密度来划分的一种肺结节，属于亚实性结节范畴。如果结节病灶内的密度较低、均匀，没有高密度的实性成分，不掩盖结节内的血管、支气管，则被称为纯磨玻璃结节。如果病灶内存在高密度的实性成分，密度不均匀，部分掩盖血管和支气管，则被称为混合磨玻璃结节。

肺部磨玻璃结节是一种基于密度改变的影像学表现，只要是引起肺泡腔充气程度的任何改变，都可以在CT影像上形成磨玻璃结节。也就是说，磨玻璃结节只是影像学上一种客观的描述，不代表疾病本身或者预示着病情走向。

磨玻璃结节就一定是恶性的吗

肺部磨玻璃结节有良性病变和恶性肿瘤之分。良性病变包括肺部炎症、真菌感染、炭末沉积等，恶性肿瘤以肺腺癌为主。肺腺癌又分为微浸润腺癌和浸润性腺癌，一般呈惰性渐进式生长。浸润前阶段包括不典型腺瘤样增生和原位癌。前者一直被划为良性阶段，世界卫生组织最新的胸部肿瘤分类中已经将原位癌从肺癌中剔除，列为良性病变。总的来说，磨玻璃密度结节恶性的概率是60%左右。

良性磨玻璃肺结节（多为感染性）可以在一定时间内消散、缩小、消失，所以良性的肺部磨玻璃结节是不需要开刀的。首次胸部CT检查发现的肺部磨玻璃结节阴影，不建议急于手术，一定要留出一个观察的窗口期。

长期且持续存在、实性成分比例增加的肺部磨玻璃结节，会使恶性肿瘤的概率增高，被认为可能是肺腺癌的惰性亚型，一般生长缓慢。

两种类型的磨玻璃结节有不同的随访节奏。首先，纯的磨玻璃密度结节该怎么随访?

对于 5 mm 以下的磨玻璃密度结节，完全不必惊慌，可以 1 年复查 1 次。

对于 5～10 mm 的纯的磨玻璃结节，建议半年左右复查 1 次。如果半年没有变化，间隔的时间可以再拉长到 9 个月，9 个月没有变化，再次随访的时间可以拉长到 1 年左右。

对于大于 10 mm 的磨玻璃结节，首先可以建议进行适当的抗感染治疗，抗感染 4～10 天，再过 3～6 个月进行检查，有一部分就会自行消退。如果没有消退，就需要半年后进行检查。半年还是没有变化，间隔时间会再拉长到 9 个月。9 个月再没有变化的话，以后就 1 年查 1 次，进行动态的观察就可以了。

其次混合型的磨玻璃密度结节怎么办? 我们又把它细分为以下几种情况。

(1) 6 mm 以下的结节，一般建议 3 个月复查，根据具体的情况，对可能有炎症的人群给予适当的抗感染治疗以后，3 个月再复查。

(2) 6～8 mm 的磨玻璃密度结节，则要进行具体仔细的分析。在胸科医院有高分辨率的 CT 靶扫描技术。就像解放军打靶一样，针对这个小结节，聚焦在这个结节上，进行高分辨率的扫描。扫描好了以后，再进行三维重建。我们会从形态、大小、密度，跟周边胸膜、血管的关系等方面进行非常仔细的分析，判定它是属于低危的、中危的还是高危的结节。判定为高危的，可能需要手术治疗。判定为中危和低危的，会给出一定的随访时间，时间长短视具体的情况而定，一般是3～6个月。

(3) 大于8 mm的混合性磨玻璃密度结节，一般建议手术治疗。

（刘鸿宇，周　超）

肺癌的确诊手段

肺癌的确诊,是一件非常严肃的事情,确诊的“金标准”是病理。病理诊断,是需要取得肿瘤的部分组织,在显微镜下找到癌细胞的。因此大部分确诊的手段患者都需要接受创伤性检查。下文将介绍确诊肺癌的各种诊断手段,同时也会介绍这些检查前后的注意事项。

肺癌的诊断手段有哪些

肺癌的诊断是一个综合性、全方面的过程,需要考虑患者的临床表现、体征、影像学检查和实验室检查结果,最后通过病理活检确诊。中央型肺癌患者可出现刺激性咳嗽、咳痰、痰中带血、胸痛等症状,出现呼吸困难、声音嘶哑、胸腔积液等,周围型肺癌早期常无呼吸道症状。肺癌患者如果有远处转移则可因转移部位不同而出现不同的症状和体征。

肺癌的影像学检查手段包括 X 线、CT、磁共振(MRI)、正电子发射计算机断层扫描(PET-CT)、超声、核素显像等方法。中央型肺癌的胸部 X 线正、侧位片可表现肺叶或一侧的肺不张,靠近肺门边缘不整齐,出现分叶状肿块或纵隔淋巴结肿大的影像,周围型肺癌的 X 线片表现是肺边缘部位孤立性圆形、椭圆形的肿块影。癌肿的病灶中心可出现坏死,在X线片下可见偏心的厚壁空洞,空洞壁凸凹不平,或可见液平面。而胸部CT分辨率较高,可检出直径仅2 mm以上的微小结节及隐秘X线重叠区部位(如心影后、横膈上、纵隔旁、锁骨及肋骨投影区下)的病灶。MRI多用于判断胸壁、纵隔等软组织的侵犯情况,尤其在判断颅脑部和脊椎、脊髓处的癌转移情况时具有不可替代的作用。超声则多用于检查腹部脏器及浅表部位淋巴结有无转移,以及对胸腔积液和心包积液的定量等,并且可在超声引导下对病灶进行穿刺或抽取积液送检。核素显像则指的是骨扫描,判断全身骨骼的癌转移情况。PET-CT可根据全身的FDG代谢情况判断各部位的肿瘤侵犯情况,但对于脑和脑膜转移诊断的敏感度相对较差,需与脑部MRI联合。

实验室检查中血液或胸腔积液等中肿瘤标志物水平的升高也对肺癌的诊断有提示作用。目前推荐的原发性肺癌相关的肿瘤标志物包括有癌胚抗原(CEA)、神经元特异性烯醇化酶(NSE)、细胞角蛋白19片段抗原(CYFRA21-1)、胃泌素释放肽前体(ProGRP)、鳞状上皮细胞癌抗原(SCCA)等。其中,NSE和ProGRP水平升高有助于诊断小细胞肺癌,CEA和CYFRA21-1水平升高有助于诊断肺腺癌,SCCA水平的升高则有助于诊断肺鳞癌。

但肺癌的诊断最重要的是“金标准”——病理活检。病理学诊断的方法包括痰液细胞学检查、胸腔穿刺术、浅表淋巴结和皮下转移病灶活组织检查、经胸壁肺穿刺术、支气管镜检查、常规经支气管镜针吸活检术(TBNA)和超声支气管镜引导下经支气管针吸活检术(EBUS-TBNA)、纵隔镜检查、胸腔镜。这些手段可获取细胞学或者组织标本,进行苏木精-伊红染色(HE 染色)病理、免疫组化,甚至基因检测。

CT 检查发现肺部阴影是不是就能确诊肺癌

不是。

很多肺部疾病可以在 CT 上表现出肺部阴影,并不一定是肺癌。CT 上表现为肺部阴影的疾病主要包括肺部感染性疾病、肺部肿瘤、肺部先天性发育异常等。

肺部感染性疾病主要指肺炎、肺结核、支气管扩张症等。肺炎是指病原微生物感染、理化因素、过敏或药物等引起的终末气道、肺泡、肺间质的炎症。除了在 CT 上出现肺部阴影外,肺炎患者还可表现为咳嗽、咳痰、发热。细菌性肺炎可出现肺部湿啰音,病变较大者可出现肺实变,严重者可出现肺脓肿、中毒性休克等,外周血白细胞计数升高。病毒性肺炎肺部体征较轻,外周血白细胞计数一般不升高,影像学表现为广泛的磨玻璃状阴影。支原体肺炎多为干咳,可伴有咽痛、肌痛,肺部无明显体征,影像学表现为肺下野多种形态的浸润影。肺炎可通过痰涂片和痰培养确诊,并且指导抗生素治疗。

肺结核是人型结核分枝杆菌感染引起的,多见于青壮年,可出现间断低热、乏力、盗汗,部分患者可出现咳嗽、咳痰,痰中带血,影像学上病变多发生在上叶尖后段、下叶背段和基底段,可表现为边缘模糊不清的斑片状阴影、中心溶解和空洞，或者钙化、硬结、纤维化，结核菌素试验（PPD 试验）和结核分枝杆菌斑点试验（T-SPOT 试验）可辅助诊断，痰涂片检出抗酸分枝杆菌以及痰结核分枝杆菌培养阳性可确诊。

支气管扩张症是指急、慢性呼吸道感染和支气管阻塞后，反复发生支气管化脓性炎症，继而支气管管壁结构破坏，引起支气管异常和持久性扩张，主要表现为慢性咳嗽、咳大量脓性痰、反复咯血，胸片及高分辨率 CT（HRCT）可见支气管囊柱状扩张、双轨征或者卷发样、环形阴影，可通过 HRCT 确诊。

肺部肿瘤分为肺炎性假瘤、原发性肺癌以及肺部转移癌等。肺炎性假瘤是指肺内慢性炎症所产生的肉芽组织，是由纤维结缔组织增生等继发性疾病所导致的肿块，属于良性肿瘤的一种。肺炎性假瘤绝大多数呈肺内单发的圆形或椭圆形结节，有完整包膜，肿块周围界限清楚，通过手术明确诊断。

而我们警惕的“肺癌”主要指的便是原发性支气管肺癌，是起源于肺部支气管黏膜或腺体的恶性肿瘤，表现为刺激性咳嗽、痰中带血、胸痛、消瘦等。中央型肺癌在 CT 上表现为肺门区肿块、支气管壁增厚、支气管狭窄甚至于闭塞。如果肿块较大阻塞支气管可以引起继发性的阻塞性肺炎、阻塞性肺不张等。周围型肺癌主要表现在肺的周围形成肿块，特征性表现是分叶征、空泡征，肿块周围细毛刺征、胸膜凹陷征、血管集束征等。肺癌所致的“肺部阴影”不能通过消炎、祛痰药物消散，虽然影像学高度怀疑是肺癌，但确诊依旧需要依靠病理活检。

肺部转移癌是肺部之外其他部位如胃肠道、肾脏、卵巢等发生恶性肿瘤向肺进行转移,胸部 CT 可见两肺多发转移灶。

肺部先天性发育异常包括肺囊肿、肺隔离症以及肺错构瘤等。肺囊肿指肺内含有大小不一的气体或液气体囊性病变,由于先天发育畸形或者后天由长期的慢性炎症引起,属于良性疾病。肺隔离症较为少见,是指部分肺组织有单独体循环血液供应,且与正常肺分开存在,CT 上肺部阴影多呈不规则的三角形、多边形、圆形或椭圆形。肺错构瘤是肺部最常见的良性肿瘤,典型的影像学图像一般表现为"爆米花"样。

可见,肺部阴影不一定是肺癌,一些良性疾病也可能会表现出肺部阴影。

有没有不"开刀"就能确诊肺癌的手段

有,但不一定适合所有人。

确诊肺癌依靠的是金标准——病理,而进行病理检查需要细胞学或者组织学标本。目前获取细胞学或组织学标本的方法包括痰液细胞学检查、胸腔穿刺术、浅表淋巴结和皮下转移病灶活组织检查、经胸壁肺穿刺术、支气管镜检查、常规经支气管镜针吸活检术(TBNA)和超声支气管镜引导下经支气管针吸活检术(EBUS-TBNA)、纵隔镜检查、胸腔镜。

目前为止,唯一一种不挨刀确诊肺癌的检测方法只有痰脱落细胞学检测。但是痰脱落细胞检查的阳性率非常低,也就是说,一个肺癌患者,可能做了许多次痰检却无法明确诊断。痰脱落细胞主要适用于中央型肺癌，肿瘤脱落下的细胞通过痰液排出体外，经病理检测后，如过发现癌细胞则视为阳性，阳性率不足 10%。

另外一些创伤性略小一些的检查方法如下。

(1) 胸腔穿刺术：适用于伴胸腔积液的患者，对胸腔积液离心沉淀的细胞块行石蜡包埋、切片和染色，查找癌细胞，有助于明确病理和分期。

(2) 浅表淋巴结和皮下转移病灶活组织检查：适用于肺部占位伴浅表淋巴结肿大或皮下病灶时，可进行活检。

此外，常规的肺癌确诊方法虽然会让患者有一些不适，但却阳性率更高，更能准确、高效地确诊肺癌，主要包括如下几种。

(1) 经胸壁肺穿刺术：适用于周围型肺癌。当病灶靠近胸壁，可在 CT 或超声引导下经皮肺穿刺获取组织标本，以明确病理学诊断。

(2) 支气管镜检查、常规经支气管镜针吸活检术(TBNA)和超声支气管镜引导下经支气管针吸活检术(EBUS-TBNA)均适用于中央型肺癌。常规支气管镜检查可对中央 1/3 的支气管黏膜部位的腔内病灶直接肉眼观察进而通过活检、刷检以及灌洗等方式进行组织学或细胞学取材。而 TBNA 则可依靠 CT 定位，对中央型腔外病灶进行活检取材，但对术者要求较高，不作为常规推荐的检查方法。EBUS-TBNA 则可在超声引导下实时行胸内病灶及纵隔、肺门淋巴结转移灶穿刺，更具安全性和可靠性。

(3) 纵隔镜检查主要是用于伴纵隔淋巴结肿大的患者，对肿大的纵隔淋巴结取组织标本病理活检，有助于明确诊断和疾病分期。

(4) 胸腔镜包括内科胸腔镜和外科胸腔镜。内科胸腔镜用于胸腔积液、胸膜疾病的诊断。外科胸腔镜则可用于支气管镜或者经胸壁肺穿刺等无法取材时，尤其是孤立的小结节，在胸腔镜下切除病灶，既可进行病理学诊断又可对早期病变达到根治性切除。

在选择病理取材方法时，医生会尽可能选择获取组织标本的方法，因为在进行病理诊断之外，尚需标本进行基因测序、PD-L1 表达情况的检测。

所以在医生选择肺癌诊断方法的时候，不仅会考虑患者的舒适度，更需要考虑肺癌诊断的精准度和效率，从而让患者可以更快地获得治疗。而患者的家属需要注意，所有的创伤性检查都需要完成医生要求的知情同意，并在检查过程中尽可能地陪伴患者完成检查。

用穿刺或气管镜确诊肺癌是否会导致肺癌扩散

有可能，但甚少发生。

因穿刺或气管镜等有创操作造成的肺癌扩散称为医源性扩散。一个癌细胞发展成 1 cm 直径的肿物，需要 30 次左右倍增，需要 150～300 天时间。如果倍增发生在有创操作之后，且排除其他原因，可以考虑为有创操作与肿瘤扩散的内在联系，即医源性扩散。

既往有报道表明穿刺导致肿瘤转移的概率是0.07%～2.33%。目前随着穿刺技术和设备越来越先进，穿刺导致的肿瘤扩散概率也越来越低。现在采用的穿刺取样器械成套管结构，下针后，管道靠近瘤体组织，内管进入瘤体内抽取组织，取材后回撤到外管，依靠外管的“保护”作用，穿刺到的肿瘤组织和周围正常器官始终处于隔离状态，避免了拔针过程中的肿瘤细胞的外漏，不会发生局部转移，对人体做了最大程度的保护。因此，规范的操作和技术设备的提高，可将发生针道转移的风险降至最低。

气管镜对肺癌，尤其是中央型肺癌的诊断具有重要作用。气管镜是将钳取肿瘤组织的设备从气道内伸入，继而再通过气道退出，整个过程都在气道内运行，不会经过软组织结构。由于肿瘤细胞的转移和种植需要在种植位置进行定植，呼吸道的咳嗽排痰动作使肿瘤细胞不会轻易种植，所以也就不会引起肺癌的转移和扩散。此外，气管镜病理选取的组织量相对较小，对瘤体的损伤也比较小，所以气管镜导致的肿瘤转移概率比较低。

通常肺癌扩散的途径主要有淋巴转移、血行播散等。淋巴转移是指肿瘤细胞沿肺部淋巴回流途径，引起淋巴结受侵犯表现为肿大，最常见纵隔淋巴结肿大。血行播散则是指肿瘤细胞随血液循环转移到身体其他部位，如脑、骨、肾上腺等。既往有“癌细胞血症”的概念，肿瘤细胞进入血循环中，大部分会变性、死亡，只有少数才可能存活，存活的肿瘤细胞可在身体其他部位定植，这是引起癌转移的过程。其中“癌细胞血症”引起肿瘤扩散和转移的影响因素包括进入血循环的肿瘤细胞数量、肿瘤类型、宿主的免疫功能等。

因此,大可不必由于担心检查导致肿瘤扩散而拒绝创伤性检查,尽快获得诊断、接受治疗,才是对患者获益最明显的选择。

为什么做完手术或穿刺、气管镜要等很久才能拿到病理报告

在临床上病理活检分为两种,一种是快速冰冻病理活检,一种是常规病理活检。快速冰冻病理活检是用在手术过程中,用于判断病灶性质、手术切缘以及手术清扫范围,一般 2～3 h 就可以出结果,但这种检查的结果可能存在一定的误差。常规病理活检指 HE 染色病理,检查结果准确性高,但时间长,至少需要 3～5 天。

HE 染色分为多个步骤。首先需要将收到的标本,贴上有编号的标签,登记在册并记录好相关临床信息。继而需要将标本剖开,浸泡于标本 10 倍体积的福尔马林,将细胞和组织形态固定,而不会发生自溶、坏死、变性等,该过程一般需要 1 天。1 天后,福尔马林固定液全部进入组织,继而将标本切成 2 cm×2 cm 大小的小块,放入组织盒中脱水。脱水程序有 15 道,每一道都需要 1～2 h 不等,因此组织内水分全部脱出,石蜡进入组织,需要 1 天时间。此时浸蜡的组织已经很硬,需要在切片机上切成 3～5 mm 的厚的薄片。继而将薄片附着在玻片上,经历 10 多道染

色程序，直至细胞核染成蓝色，细胞质染成红色，即 HE 染色。之后需要将玻片晾晒。切片、染色、制片的过程也需要 1 天左右。最后染好色的玻片需要在 40～400 倍或者更大倍数的显微镜下观察，由病理科医生进行阅片盒诊断，再由上级医生复核后出具病理报告。这个时间也需要 1～2 天。

肺癌在普通的 HE 病理诊断后还需要做免疫组织化学，简称免疫组化，这是应用免疫学基础，利用抗原抗体相结合的原理，在病理切片上加入有显色剂的标记抗体，使之与组织内抗原结合的定性方法。免疫组化可以利用该原理检测标本组织内的肿瘤标志物，以帮助明确肿瘤来源（原发性或转移性肺癌），如肺（TTF-1 和 Napsin A）、乳腺（GCDFP15、Mammaglobin 和 GATA-3）、肾细胞癌（PAX8 和 RCC）、胃肠道（CDX2 和 Villin）、前列腺（NKX3.1 和前列腺特异抗原）和间皮（WT-1、Calretinin、D2-40 和 GATA-3）等。免疫组织化学还可以明确肿瘤类型（比如肺腺癌、肺鳞癌、小细胞肺癌等）。一般免疫组化检测的标志物包括上皮标记（CK、CAM5.2）、增殖指数（Ki-67）、神经内分泌肿瘤（包括小细胞肺癌和大细胞神经内分泌癌等，Syn、CgA、CD56）、腺癌（TTF-1、Napsin A）和鳞癌（P40、CK5/6、P63）。此外，免疫组化可以用来评价肿瘤细胞的 PD-L1 表达情况以及 ALK 融合蛋白、c-MET 蛋白过表达、HER2 蛋白过表达等。免疫组化的过程需要 4～5 天。

最后对于组织标本有必要进行分子病理学检测，即所谓的基因检测。目前对于组织学诊断为非小细胞肺癌的患者需要常规应用二代测序或其他国家官方批准的检测手段检测组织标本中的表皮生长因子受体(EGFR)、间变性淋巴瘤激酶(ALK)、ROS1,以及扩展基因 BRAFV600E 突变、MET 扩增和 MET14 外显子跳跃突变、人表皮生长因子受体 2、KRAS、RET 等。此过程根据检测基因的数目,最短需要 2 天,最长需要 10～15 天。

病理报告明确是肺癌,为什么还要进一步明确病理类型

首先需要知晓的是支气管肺癌具有不同的病理分型,不同的病理分型对不同的药物敏感,需要采取不同的手段。

支气管肺癌包括鳞状细胞癌、腺癌、腺鳞癌、神经内分泌肿瘤、大细胞癌、肉瘤样癌、其他上皮源性肿瘤和转移性肿瘤。各类型下又各自具有亚类需要鉴别。

不同病理类型具有不同的特征。鳞状细胞癌患者中以男性多见,年龄大多在 50 岁以上,与吸烟关系密切,多起源于较大的支气管,常为中央型肺癌,一般生长发展速度比较缓慢,病程较长,对放射和化学疗法较敏感。而腺癌患者发病年龄较小,女性相对多见,更多见于肺周围。小细胞肺癌较非小细胞肺癌少见,但恶性程度高,手术机会少。

晚期肺癌患者大多需要接受化疗,而不同的病理类型对不同的化疗药物敏感度不同。如驱动基因阴性的非鳞非小细胞肺癌患者一线治疗的标准方案为帕博利珠单抗单药(PD-L1 表达

阳性,即≥1%)或者培美曲赛+卡铂或者顺铂联合帕博利珠单抗;驱动基因阴性的肺鳞癌患者一线可接受帕博利珠单抗单药(PD-L1 表达阳性,即≥1%),或者紫杉醇+卡铂联合帕博利珠单抗;小细胞肺癌患者则大多需要首先接受依托泊苷+顺铂或者卡铂方案化疗。

由于不同病理类型的肺癌恶性程度不一样,其预后也不同。小细胞肺癌恶性程度较高,易早期转移,局限期的 2 年生存率为 35%~40%,广泛期的平均生存时间仅 10~12 个月。而非小细胞肺癌治疗后,Ⅰ期患者 5 年生存率可达 60%~80%,Ⅱ期患者 5 年生存率 40%~50%,Ⅲ期患者 5 年生存率 7%~30%,Ⅳ期患者 1 年生存率 15%~35%,5 年生存率仅 2%。随着临床试验的开展以及新的治疗靶点和药物出现,肺癌的生存率也在逐渐提高。

因此,利用免疫组化病理可以判断肺癌组织各病理成分,明确分型,指导治疗以及提示预后。

确诊肺癌的患者是否有必要做基因检测

基因检测的目的是检测患者肿瘤组织内的驱动基因,以指导患者后续的治疗。驱动基因阳性的患者能够接受相应的靶向药物治疗,并从中获得长期的生存获益,甚至能够达到肿瘤“慢病化”的治疗目标。

目前非小细胞肺癌患者常规必检基因为 EGFR、ALK、

ROS1,扩展基因为BRAFV600E突变、MET扩增和MET14外显子跳跃突变、人表皮生长因子受体2(HER2)、KRAS、RET等。组织标本有限和(或)不足以进行分子生物学检测时,可利用血浆游离DNA检测EGFR突变,医生会根据分子分型制定治疗方案。

对于基因检测结果提示EGFR突变且不伴有耐药基因突变的非小细胞肺癌患者,可选择接受EGFR-TKI靶向药。目前常用的EGFR-TKI靶向药分为三代,第一代有吉非替尼、厄洛替尼、埃克替尼,第二代主要是阿法替尼,第三代主要是奥希替尼。三代TKI均可用于EGFR敏感突变的非小细胞肺癌患者的一线治疗,且目前都已进入我国常规医保。从既往的研究来看,第三代药物对脑转移患者效果较好。对于基因检测结果提示G719X、L861Q、S768I等少见基因突变的患者,则首先推荐阿法替尼。EGFR-TKI也可与抗血管药物、化疗联用。基因检测对进展患者耐药机制的探索并指导下一步治疗具有重要意义。EGFR-TKI耐药后推荐对患者进行二次活检,尤其是检测T790M突变状态。T790M突变阳性患者可接受奥希替尼或阿美替尼、伏美替尼,T790M突变阴性患者推荐含铂双药化疗。

而ALK融合基因阳性的患者可选择阿来替尼、塞瑞替尼、克唑替尼。ROS1融合基因阳性的患者一线治疗推荐选择克唑替尼。RET融合基因阳性的患者铂类化疗进展后可使用普拉替尼。

基因检测的目的是明确患者有无驱动基因,驱动基因阳性的患者可从靶向药物中获得较化疗等其他治疗更多的生存益处，且靶向药物属于口服药物，服用方便，依从性强。

为什么肺部生病，还要检查头颅、骨头和其他脏器

首先需要知晓支气管肺癌是一种恶性疾病，会转移到全身，对全身各个部位造成侵犯。对全身各系统的检查是进行临床分期，指导治疗的必要手段。因为肺癌的治疗需要根据患者的既往病史、临床表现及症状、影像学、病理学和分子生物学检查结果，同时对患者的一般状况、疾病的诊断、分期及预后做出全面的评估，为患者制定精准化的治疗策略。

肺癌最常见的转移部位就是颅脑、骨、肝脏、肾上腺、淋巴结等部位，对于刚刚确诊肺癌的患者来说，检查的目的是下一步的治疗。首先胸部 CT 的目的是评估原发肿瘤的情况，其余一系列检查如头颅 MRI、骨扫描、腹部 B 超等是为了来评估是否有远处转移，并确定肺癌的分期，所以在所有的检查完成之前，分期可能是不完整也不全面的，通过完善检查明确肺癌分期有助于医生决定什么样的治疗是最好的，可以帮助预测患者的预后。对于已经接受治疗的患者来说，检查就变成了复查，复查的目的是监控病情是否稳定，及时发现进展，尽早治疗。

如果肿瘤分期为早期考虑手术的话，应在术前行 PET-CT 检查，可以更好评估全身有无转移灶，但 PET-CT 对小的脑转移灶不敏感。而对于肺癌治疗后随访的复查，头颅 MRI、骨扫描、

腹部B超等检查更是必不可少，随着生存期的延长，脑转移发生率会越来越高，为20%～65%。当出现头痛、呕吐、视物模糊、精神症状以及其他脑部症状等情况，需要考虑脑转移，及时行头颅MRI或头颅CT检查。而骨转移发生率为10%～15%。如果患者出现骨痛，建议行骨转移相关检查。骨扫描是首选的筛查方法，可以了解全身骨组织情况。而通过腹部B超检查可以发现肝脏、肾上腺或者腹腔淋巴结转移情况。只有及时全面的检查才能充分地评估患者的情况，及时发现疾病的进展并且对症治疗，以免延误治疗时机。

为什么要对肺癌进行分期

对于临床医生来说，肺癌的分期有着重要的意义，它不仅可以指导医生进行临床治疗方案的选择，还可以对肿瘤的预后做出初步提示。根据目前国际通用的肺癌TNM临床分期，那么TNM这三个指标到底分别代表什么意思呢？首先T代表的是原发肿瘤的大小，N代表的是肿瘤是否有淋巴结转移，M代表的是肿瘤远处转移的情况，而每个字母后面的数字就代表着具体的程度，TNM三个指标综合起来就是决定肺癌预后的重要因素。根据TNM结果我们可以将肺癌分为Ⅰ期（Ⅰ期肺癌又分ⅠA期和ⅠB期）；Ⅱ期（Ⅱ肺癌又分ⅡA期和ⅡB期）；Ⅲ期（Ⅲ期肺癌分ⅢA、ⅢB和ⅢC期）；Ⅳ期肺癌。这也就是我们常说的早期、中期和晚期。目前来说，大多数ⅢB期、ⅢC期和

Ⅳ期的肺癌通常是没有手术适应证的，可供选择的治疗方案包括化疗、靶向治疗和免疫治疗等。

临床分期是进行常规治疗前对肺癌发展程度的最好估计方式，可以为外科手术和其他的治疗手段提供客观依据和适应证，另外经外科手术切除所获得的标本送病理检查可获得较准确的手术分期，对患者进一步治疗和后续推测预后同样十分重要。目前的分期是依据国际抗癌联盟(union for international carcer control, UICC)制定的第八版肺癌 TNM 分期标准进行的。它是根据患者肿瘤的 T、N、M 这 3 个指标进行综合全面分析，从而得出的一个结果。在肺癌治疗前，医生需要对患者进行全身检查来做出系统评价，根据检查结果确定肺癌的临床 TNM 分期，随后医生会根据这个分期，来选择最合适的治疗方案，比如是手术，还是化疗，还是同步放化疗，这些都要根据 TNM 分期来定。对于肺癌治疗效果来说，TNM 分期也可以进行治疗前的初步估计，分期越高的患者，治疗效果会一般会比分期低的患者差，虽然这不是百分之百的疗效判断指标，但也是医生参考的重要指标之一。

做肺穿刺或气管镜需要注意什么

肺穿刺就是在可疑肿瘤部位取下一小块活体组织，通过病理切片分析等方法来诊断肺癌。活检是获得组织学、病理学诊断的唯一检查手段，能较快地确定病灶部位和细胞组织学类型，明确手术切除的部位和范围，为治疗方案的制定提供依据。操作前医生会详细与患者和家属沟通手术流程和细节，帮助患者了解手术步骤、术中可能出现的问题以及如何应对，力争让患者消除顾虑，做好生理和心理上的准备，并且医生会帮助患者安排一系列检查，排除穿刺相关禁忌证，在确保安全的情况下才可以进行肺穿刺操作。

在肺穿刺操作过程中患者要按照医生发出的指令，均匀浅慢呼吸且保持手术体位避免乱动。如果术中出现疼痛或胸闷气喘不适，可以告知身旁的医护人员，医生会第一时间进行处理。如果出现刺激性咳嗽，请尽量忍住，否则会在一定程度上增加手术风险。操作医生会在术中每一步操作都会告知患者，成功的肺穿刺操作需要医患双方的良好配合。

那么做完肺穿刺后的注意事项有哪些呢？

因为存在个体差异，术后患者可能会出现不适，不要紧张，大部分症状在短期内会逐渐减轻。医护人员会向患者和家属交代各种术后注意事项，严格遵嘱执行就好。在穿刺结束后，患者应在留观室观察 30 min 后方可返回病房，然后在家属陪伴下返回病房后应卧床休息 4～6 h，至少 24 h 内避免剧烈运动或剧烈咳嗽，同时需要密切观察穿刺部位有无出血，如果出现咯血、呼吸急促、面色苍白、发热、发冷等表现，或者穿刺部位出现红肿、疼痛，需第一时间向医师汇报。另外在穿刺结束后的 3 天内患者应尽量避免负重以及剧烈运动，穿刺部位在 3 天内应避免碰水，不可淋浴，可擦浴，保持伤口周围皮肤清洁干燥，预防感冒。

在做气管镜检查前，同样需要完善一系列检查，排除检查的相关禁忌证。与肺穿刺检查不同的是，气管镜检查前需要空腹，局麻气管镜检查前需要空腹 4～6 h，全麻气管镜检查前需要空腹 8 h 以上，并且在检查完成后同样需要禁食水 2～3 h。

在气管镜检查完成以后，患者需要在留观室休息观察30 min左右，一般来说，做完气管镜后患者会出现鼻咽喉不适、疼痛、声嘶、痰中带血等症状，一般只要患者检查后注意饮食，一段时间后就会自愈。另外因为气管镜检查需要吸入麻药，在药物的作用下，检查完成以后可能会影响声门的功能，因此不建议立即进食，以免呛咳引发吸入性感染。并且还要注意，有些人可能会因为麻药的作用出现喉部异物感，这是正常现象，不用担心，一般检查后 1～2 h 后可自行消失。

在检查完成后 2 h 内不要吃东西，也不要喝水，以免发生食物误吸。如果检查后患者出现咽痛、声音嘶哑、咯血量多等情况，要及时告知医生。并且饮食要清淡，不能吃油腻、辛辣刺激以及高脂食物，以免加重咽喉不适，引起并发疾病。还要注意多休息，避免剧烈运动，只有这样才能防止麻药的并发症。而且检查后患者还要采取患侧卧位，这样可以避免咳血进入气管，减少窒息的风险。

（俞　莲，张　瑶）

肺癌的治疗

肺癌治疗问题中,最受关注的无外乎是否能手术。手术与否确实是区别肺癌早、晚期的分水岭,也涉及就诊时看外科还是内科。因此本篇在简单介绍肺癌的所有治疗方法后,着重和大家讲讲关于手术前后的问题。需要注意的是,现在的治疗手段日新月异,千万不要因为得了肺癌但无法手术而失去信心。

肺癌的治疗方式有哪些

目前肺癌的治疗方式,大致可以分为3类:手术、放疗和药物治疗,其中药物治疗包括化疗、靶向治疗、抗血管生成治疗和免疫治疗。在选择不同治疗手段的时候,临床医生通常会考虑以下问题。

(1) 治疗是否能缩小病灶,缓解症状,延长患者的生存期?

(2) 不同治疗方式对患者的日常生活有何影响?

(3) 如何根据患者的经济条件选择更适合的治疗方案?

接下来将针对肺癌的不同治疗方式及其适用范围展开介绍。

1. 手术

手术是肺癌的主要治疗方式之一,对于早期肺癌患者,外科手术通常能达到临床治愈的目的。那是不是确诊肺癌的患者都可以进行手术呢？其实不然，肺癌的手术适应证如下。

(1) Ⅰ期肺癌；

(2) Ⅱ-ⅢA 期非小细胞肺癌；

(3) 病变局限于一侧胸腔的部分ⅢB 期非小细胞肺癌；

(4) 经术前新辅助治疗后降期的ⅢA 及部分ⅢB 期患者；

(5) 伴有孤立性转移的非小细胞肺癌，经多学科会诊后，确认无外科手术禁忌证，并能达到原发肿瘤和转移病灶均能完全切除的患者；

(6) ⅢB 期非小细胞肺癌，肿瘤侵犯心包、大血管、膈肌、气管隆嵴等部位但病变局限，排除远处转移后能够达到肿瘤受侵组织器官完全切除的患者。

判断肺癌患者是否能耐受手术，首先要评估其肺功能，其次还要评估心、肝、脑等重要脏器功能，若患者近期出现心脑血管意外，不建议立即手术，若患者伴有高血压、糖尿病等基础疾病，则一般不影响手术治疗。具体来讲，肺癌手术治疗的禁忌证主要如下。

(1) 存在脑、肝、骨等非孤立性远处转移病灶；

(2) 心、肺、肝、肾功能不全，无法耐受手术；

(3) 肺门、纵隔淋巴结广泛转移；

(4) 存在肺外淋巴结转移或肿瘤广泛侵袭周围组织；

(5) 6 周内发生过心肌梗死；

(6) 3 个月内发生过脑血管意外。

肺癌，特别是早期肺癌，患者术前应完善全面检查，包括：血常规、肝肾功能、凝血功能、心电图、胸部CT、肺功能、头颅MRI、骨扫描、腹部超声等检查，或者进行PET-CT检查，外科医生通过以上检查结果来评估患者是否能耐受手术，并确定术前的临床分期和手术方式等。为了手术能顺利进行，患者还需要配合做到以下这些。

(1) 合并有高血压、心脏病的患者，若口服阿司匹林、氯吡格雷等抗凝药物，需在术前停用1周时间，改用低分子量肝素等，防止术中出血；

(2) 合并有糖尿病的患者，术前需停用口服降糖药，改用胰岛素，术后还需严密监测血糖，以减少围手术期并发症的发生；

(3) 有吸烟史的患者，术前至少戒烟2周；

(4) 多漱口，保持口腔清洁；

(5) 多吃清淡、易消化的食物；

(6) 放松心情，克服恐惧、紧张情绪等。

术后1～2周患者可以进行轻微的日常活动，1个月后可以开始适当的体育锻炼，同时保持良好的生活习惯，戒烟、避免接触二手烟和空气污染等，适当加强营养，补充优质蛋白，从而提高机体免疫力，以促进肺功能的恢复。若手术病理提示原位癌、微浸润癌和ⅠA期等极早期肺癌，患者可以定期复查随访，尽早发现肿瘤的复发和转移，一般主张2年内每3个月复查1次，2～5年内每6个月复查1次，5年后每年复查1次，其他分期的肺癌术后则需要进行辅助治疗。

2. *放疗*

放疗是运用放射线治疗肿瘤的一种方法，和手术一样，属于局部治疗。放疗的主要原理是依靠高能量射线攻击癌细胞，破坏癌细胞内部分子，从而造成癌细胞死亡。医生考虑给肺癌患者运用放疗的情况包括以下几类。

(1) 肿瘤的体积或位置不能通过手术切除，或者不能耐受手术的早期肺癌患者；

(2) 术后放疗(或联合化疗)可以消灭可能残存的肿瘤细胞，降低复发率；

(3) 术前放疗(或联合化疗)可以缩小肿瘤体积，达到手术适应证；

(4) 针对性治疗转移病灶，如脑转移、骨转移等；

(5) 减轻患者症状，包括疼痛、出血、咳嗽、吞咽障碍等。

当病灶范围或个数有限时，放疗效果较好，若肿瘤细胞出现广泛转移，则需要联合化疗、靶向治疗、免疫治疗等系统性药物治疗手段。

由于放射线在杀伤肿瘤细胞的同时，也会对周围的正常细胞造成伤害，因此放疗会带来一定的不良反应，常见的包括：疲劳、恶心呕吐、食欲减退、体重下降、皮肤红肿等，随着精准放疗的发展，立体定向放疗、伽马刀等技术让正常细胞受照射的剂量更低。立体定向放疗用时更短、剂量更大，对于转移性肺癌，照射单个病灶时，其余转移病灶也会缩小，这是通过激活患者的免疫系统，让免疫细胞能更好地识别并清除残余的肿瘤细胞，在联合免疫治疗时能显著增加免疫治疗的疗效，因此在临床运用广泛。

总而言之，放疗是肺癌治疗的重要手段，精准放疗技术的进步能显著提高患者的生活质量，延长生存期。

3. 化疗

化疗是化学药物治疗的简称，是利用化学药物阻止癌细胞的增殖、浸润、转移，直至最终杀灭癌细胞的一种治疗方式，它是一种全身性治疗手段，药物通过口服或者静脉注射进入患者体内，随着血液循环分布全身，杀死快速增殖的肿瘤细胞。对于可以耐受手术的肺癌患者，术前化疗可以缩小肿瘤体积，以达到手术适应证，而术后辅助化疗则可以杀死遗留在体内的肿瘤细胞，达到巩固治疗的效果。若晚期肺癌患者无法手术，那么化疗或联合放疗是他们的主要治疗手段。由于化疗药物作用于全身，因此体内很多快速生长的正常细胞也会受到攻击，比如杀死头皮毛囊细胞会造成患者脱发，杀死造血干细胞会让患者的免疫系统受损，杀死消化道上皮细胞则会导致患者腹泻，食欲下降等。为了减轻化疗带来的不良反应，必须严格控制化疗药物浓度和疗程，并不能一直使用。化疗时间通常为1～3天，一个化疗周期通常为3～4周，初治患者一般接受4～6个周期的化疗，若病灶缩小或疾病稳定，会完成整个周期的治疗，如在治疗过程中出现疾病进展或复发，或者患者不能耐受化疗药物的不良反应，则需要临床医生重新评估后调整治疗方案。

4. 靶向治疗

随着个体化精准治疗的发展，基因检测在肺癌中的应用越来越广泛，获取检测样本的途径包括手术、穿刺活检和外周血液体活检等。若检测出常见靶点，如EGFR、ALK等基因发生突变，通常会选择相应的靶向药物作为首选治疗方案。如果肿瘤复发或耐药，临床医生会建议患者进行二次活检，寻找新的基因突变，此时可以更换靶向药物，如果没有合适的靶点，则会进行化疗或者参与临床试验，尝试新药。

在所有基因突变中，EGFR 突变所占比例最高。据统计，中国有约 30%的肺癌患者携带 EGFR 突变，其中不吸烟的女性肺腺癌患者突变率更高。常见的 EGFR 突变包括 19 号外显子缺失和 21 L858R 点突变，推荐使用第一代 EGFR 靶向药物，如进口的吉非替尼(易瑞沙)或国产的埃克替尼(凯美纳)等。虽然一代靶向药疗效显著，但是多数患者在口服药物 1 年左右会出现耐药，这是因为 EGFR 基因产生了新的突变：T790M，针对这个靶点的药物是奥希替尼，也就是三代 EGFR 抑制剂。约半数 EGFR 突变肺癌患者在疾病发展过程中会发生脑转移，临床研究表明，奥希替尼对这部分患者也具有很好的疗效。

另一常见的基因突变是 ALK 融合，也被称为“钻石突变”，一是因为它突变比例低，二是这部分患者口服靶向药物后，中位生存时间更长。若患者检测出存在 ALK 融合突变，通常会口服一代 ALK 抑制剂——克唑替尼(赛可瑞)。临床研究表明，克唑替尼对超过 70%的 ALK 突变肺癌患者有效，且生存时间超过 1 年。和 EGFR 靶向药物一样，ALK 抑制剂也会产生耐药。在进行二次活检后，可以针对新的基因突变选择合适的靶向药物，或者改换二代、三代 AL 抑制剂—色瑞替尼、阿来替尼、劳拉替尼等。

5. 抗血管生成治疗

越来越多的证据显示新生血管的生成在多种实体肿瘤的生

长、增殖和转移中发挥着关键作用。抗血管生成药物可作用于肿瘤微环境，使现有肿瘤血管退化，同时抑制肿瘤新生血管生成。目前已有3种抗血管生成药物获批用于治疗晚期非小细胞肺癌患者，包括血管内皮生长因子抑制剂——贝伐珠单抗、重组人血管内皮抑制素和小分子多靶点酪氨酸激酶抑制剂——安罗替尼。晚期非小细胞肺癌可以分为驱动基因阴性和驱动基因阳性两大类，临床研究显示，两类患者均能从抗血管生成治疗中获益。抗血管生成药物与其他系统治疗药物（包括化疗、小分子靶向治疗、免疫治疗）联合使用可发挥更好的抗肿瘤作用，延缓耐药，且不良反应可管理。抗血管生成治疗常见的不良反应包括：高血压、出血和血栓栓塞等。使用抗血管药物时，需动态监测血压，如发生高血压，推荐开始使用降压药，若降压药不能控制，应暂停药物治疗，直至血压恢复至可控状态。在开始抗血管治疗前应鉴别出血高风险人群，若出现咯血、肺出血、颅内出血等，应停止治疗，并立即对症处理。在治疗过程中出现静脉血栓栓塞事件，应停止治疗，并推荐使用低分子量肝素进行抗凝治疗；如果患者有动脉血栓栓塞史、糖尿病史、心脏支架植入史、年龄＞65岁，应谨慎使用抗血管生成药物，一旦出现动脉血栓栓塞事件，应立即停止治疗。

6. *免疫治疗*

免疫治疗可通过重新激活人体免疫系统，破坏肿瘤的免疫逃逸，“号召”全身的免疫细胞集中火力杀伤癌细胞。有时候，免疫细胞的火力过猛，会“不小心”伤及人体正常器官组织，由此引起免疫相关不良反应。免疫治疗所致的不良反应有发热、皮疹、腹泻、间质性肺炎等,相较于传统化疗,通常发生率较低,经过及时适当处理,大多是轻微和可逆的。目前有效的肺癌免疫治疗主要是指免疫检查点抑制剂,包括 PD-1 抑制剂、PD-L1 抑制剂和 CTLA4 抑制剂等。这类药物通过激活人体自身免疫系统产生抑癌作用,因而也称为"主动免疫治疗"。被动免疫治疗,如常被提及的 CAR-T 等,则是通过从外部输入大量免疫细胞来攻击肿瘤细胞,但是还没有临床研究数据表明这类治疗对肺癌有效。

目前应用最广泛的免疫药物是 PD-1/PD-L1 检查点抑制剂,已经获批上市的包括进口的纳武利尤单抗(欧狄沃,O 药)、帕博利珠单抗(可瑞达,K 药)、阿替利珠单抗(泰圣奇,T 药)和国产的卡瑞利珠单抗(艾瑞卡)、替雷利珠单抗(百泽安)和信迪利单抗(达伯舒)等。在使用免疫药物之前,通常会对获取的患者肿瘤组织中的 PD-L1 表达进行检测,一般来说,PD-L1 表达越高,患者响应越好。此外,免疫治疗联合化疗比单纯的化疗疗效要好。PD-L1 表达>1%的患者,单一免疫治疗和化疗的疗效是等效的,且毒副作用比化疗要小,对于 PD-L1 表达>50%的患者免疫联合化疗疗效更好。免疫治疗联合抗血管生成药物或免疫治疗联合放疗等,都可以使疗效大大提高。目前,免疫治疗在肺癌治疗中应用非常广泛,并发挥了很好的作用。从晚期肺癌的二线到一线治疗,从早期肺癌到局部晚期肺癌,都有系列的临床研究证实了免疫治疗的疗效。但是如何筛选从免疫治疗中获益的最佳人群,以及免疫治疗的最佳联合方案,仍是亟待解决的主要问题。

早期肺癌患者可以选择什么治疗方式

何为早期肺癌？

临床上将原位癌和ⅠA期肺癌定义为早期肺癌。

目前，早期肺癌的标准治疗手段仍是外科手术，首选肺叶切除联合淋巴结清扫术。但是，部分患者因老龄、肺功能差、合并有心肺等内科疾病，不能耐受手术，则需要选择非外科手术治疗方法。下文将针对早期肺癌患者的治疗方式展开介绍。

1. 手术治疗

对于早期可手术肺癌的患者其标准的治疗模式应包括：手术切除、充分淋巴结清扫/淋巴结取样，以及术后的固定周期的根治性辅助治疗。

2. 体外放射治疗

早期肺癌患者因不能耐受或拒绝手术时，体外放射治疗是一种可选择的有效治疗手段，包括常规分割放疗、适形放射治疗和立体定向放射治疗等。

(1) 常规分割放射治疗：建议照射靶区包括影像学检查发现的肿瘤，而不做淋巴引流区域的预防性照射。在一定范围内，增加常规分割放疗的总照射剂量可提高早期肺癌患者的局部控制率。

(2) 适形放射治疗：随着适形放疗技术的发展，实现了肿瘤区域高剂量和正常组织低剂量的优越剂量分布，提高了放疗技术用于治疗早期肺癌的疗效。

(3) 立体定向放射治疗：也称作立体定向消融放射治疗。与常规放疗技术相比，立体定向放射治疗具有以下特点：采用立体定位框架进行患者体位固定，应用各种呼吸控制技术减少呼吸运动对治疗的影响，每次治疗前进行影像引导，在这些技术的基础之上实现了肿瘤靶区高剂量，高度适形，靶区外剂量迅速跌落。

3. 近距离放射治疗

近距离放射治疗是相对于体外放疗而言，是指通过各种手段将放射源直接放置入肿瘤体内或放入肿瘤附近的人体固有管腔内，进行放射治疗。与体外放疗相比，近距离放疗最突出的特点是近放射源处的照射剂量很高，然后剂量陡然下降，使得肿瘤组织获得相对邻近正常组织的高剂量辐照。

4. 射频消融术

射频消融术是目前治疗实体肿瘤应用最广泛的热消融技术，其原理是将射频电极穿刺入肿瘤组织中，在 200～650 kHz 的高频交变电流作用下，肿瘤组织内的离子相互摩擦、碰撞而产生热生物学效应，当组织被加热至 60 ℃以上时，引起细胞凝固性坏死。此外，射频消融术还可使肿瘤组织周围的血管凝固，有利于防止肿瘤转移。

5. 冷冻疗法

冷冻疗法的原理是短时间极冷和升温过程产生的温度梯度变化可导致靶组织蛋白质变性，细胞内外渗透压改变和“结冰”效应造成细胞裂解，微血管栓塞引起组织缺血性坏死等。冷冻疗法被认为是非常安全的治疗方法，且一般耐受性良好。

6. 电烙术

经支气管镜电烙术是指通过硬质或纤维支气管镜引入电探针或套圈进入患者气道，通过电流产生的热来治疗肿瘤。对组织造成的破坏取决于电流强度的大小，探针与组织接触的时间、面积以及组织密度和水量。对于一些极早期肺癌患者，肿瘤病变范围很小，经支气管镜电烙术可产生长期效用。

哪些类型的肺结节需要手术

每次一到体检季，很多人在看到体检报告上出现“肺结节”3 个字的时候，瞬间变得特别紧张：到底是赶紧做手术，还是可以随访观察呢？

首先我们来了解一下什么是肺结节。肺结节，就是影像学上表现为直径≤3 cm 的局灶性、类圆形、密度增高的实性或亚实性肺部阴影。它是影像学上的一个描述性名词，并不能反映病灶的具体性质。肺结节可以是孤立的(单个病灶)，也可以是多发的(2 个及以上)。按照结节大小，直径<5 mm 的肺结节称为微小结节，直径在 5～10 mm 之间的肺结节称为小结节。国家标准是 1 cm 以上肺小结节可以用手术治疗。根据密度的话，则分为以下三种。

(1) 实性结节：能够遮盖正常肺组织的高密度均匀的结节影。

(2) 磨玻璃结节：肺内模糊的不完全遮盖肺组织，类似磨玻璃的结节影。

(3) 部分实性结节：又称为混合实性结节，既有实性密度又有磨玻璃样密度，是肺癌外科中最常切的一种小结节。

大于 3 cm 的病灶多为恶性，而更微小的则良性居多。不过也不能掉以轻心，恶性肺癌中发病率最高的周围型肺癌，早期往往表现为肺小结节或磨玻璃影。

肺结节分为良性、恶性两种，并不是所有的肺结节都会转变成肺癌。有数据表明，95%的肺结节都是良性结节，并不需要手术治疗，只有 5%是恶性结节。一般来说，年龄超过 50 岁、有吸烟史（包括被动吸烟者）、有职业暴露史（石棉、放射性物质等接触者）、有肺癌家族史、肺结节大于 1 cm 并呈毛刺样或分叶状、伴有胸痛、咳嗽、痰中带血、消瘦等症状是恶性肺结节的高危因素。因此，首次胸部 CT 检查发现有肺结节，应遵循专科医生的建议进行按时定期复查，观察肺结节的部位、大小、边缘和磨玻璃性质的程度有无变化，根据多次复查的结果才能确定是否需要临床干预，是否需要外科干预。

对于病灶直径不超过 2 cm 的 Ⅰ 期周围型肺癌，尤其是纯磨玻璃结节，肺段切除术或楔形切除术逐渐成为胸外科共识，成为首选的手术方式。参照肿瘤的切除标准，切缘必须距离病灶 2 cm 的安全长度，如果肺结节所在的肺段达不到切除的长度，则需要联合肺段切除。对于小于 1 cm 或 0.5 cm 的微小结节，在病理确诊为原位癌或微浸润癌的基础上，可以进行亚肺段切除术。

肺部手术有哪些类型

肺癌的外科手术治疗，是目前公认的早中期肺癌的首选治疗方案，也是临床根治肺癌的重要方法。肺癌手术治疗的总体原则是彻底切除原发病灶和胸腔内可能转移的淋巴结，并尽量保留正常的肺组织。手术切除范围和术式选择，通常取决于病灶的性质、部位和大小。按照不同分类方法，可以将肺癌手术分成多种类型，如下。

1. 根据手术切口和入路方式分类

(1) 普通开胸手术：切口位于侧胸壁，往往长达 25～30 cm，可充分暴露手术视野，外科医生在直接视野范围内切除病灶和清扫淋巴结，最大限度达到根治性切除。但该术式创伤性较大，患者恢复周期长，容易造成肺功能下降，目前多用于复杂手术。

(2) 胸部小切口手术：切口较普通开胸手术缩小，7～10 cm，该切口能完成大多数肺癌手术，但依然会造成患者术后疼痛，若手术困难时可以适当延长切口。

(3) 胸腔镜微创手术：是近年来发展比较成熟的术式，通过会在患者的胸壁侧方做 1～3 个 1.5 cm 左右的小孔，然后放入腔镜系统，通过电视，把画面投到显示屏上，可将手术视野放大完成手术。相对于传统开胸手术，胸腔镜微创手术虽然开口小，但具有更开阔的手术视野，对患者创伤小，患者疼痛减轻、术后恢复快、住院时间大大缩短，且 5 年生存率、局部复发率与普通开胸手术相似,因此常作为肺癌的首选手术方式。

(4) 机器人辅助微创手术:即大家所熟知的“达·芬奇机器人”。与胸腔镜手术相比,达·芬奇机器人具有三维成像系统,手术视野更清晰直观,机械手腕灵活,使一些位置的操作变得更容易,而且具有手臂防抖功能,操作精细,但治疗费用较为昂贵。

2. 根据解剖结构和切除范围分类

(1) 楔形切除术:只切除肿瘤和周围少量正常肺组织,而保留其余大部分的肺组织。这类手术术式简单,不需要解剖血管和支气管,适用于肺边缘病灶较小的早期肺癌或需要活检的患者。

(2) 肺叶切除术:通常人的两肺一共有 5 个肺叶,左肺有 2 个肺叶,右肺有 3 个肺叶。肺叶切除术即切除病灶所在的整个肺叶,是肺癌手术的标准术式。对于肺功能正常的患者,切除一个肺叶后,其他肺叶可以代偿性膨胀,随着术后患者身体状态的恢复,肺功能可逐渐恢复到接近手术之前的水平。当病灶占据一个以上肺叶时,需切除更多的肺组织,称为复合肺叶切除术。当肿瘤侵袭局部主支气管或中间段支气管时,为了保留正常的肺叶,避免一侧的全肺切除,可以切除病变的肺叶及一段受累的支气管,再吻合支气管上下切缘,称为支气管袖式肺叶切除术。如果邻近的肺动脉局部受侵犯,也可同时部分切除后端端吻合,称为支气管袖式肺动脉袖式肺叶切除术。

(3) 肺段(或亚段)切除术:基于肺的解剖结构,肺叶可以分为更小的肺段和肺亚段。对于某些类型的肺癌,可将单个或多个肺段、肺亚段进行联合切除,该术式在切除肿瘤病灶的基础上充分保留了正常肺组织，但对外科医生的手术操作要求较高。

(4) 全肺切除术：即切除包含病灶的左侧或右侧全肺，对患者的心肺功能要求较高，一般用于治疗中央型肺癌，这类肺癌原发于支气管或叶支气管，常位于肺门附近，并侵犯支气管或血管。临床上为最大限度保留患者的肺功能，也会选择袖状切除术和隆突成形术，尽可能切除肿瘤的基础上，完成肺隆突或支气管的重建。

(5) 姑息性手术：晚期肺癌侵袭范围较广，通常伴随远处转移，常规手术无法达到根治性切除。这类患者可以接受姑息性手术，以缓解症状，提高生活质量，比如大量胸腔积液导致的胸闷、胸壁骨组织受侵导致胸壁或背部剧痛、阻塞性肿瘤远端存在的肺脓肿和严重大咯血等。另外，姑息性手术能减轻肿瘤负荷，有利于化疗和放疗。

随着医疗技术的进步，肺癌手术方式的制定，将朝着"个体化"的方向发展，外科医生会综合评估患者的病灶大小、身体条件、心肺功能等，在保证治疗质量的前提下，精准切除肿瘤病灶的同时，尽可能保留正常肺组织。

肺部多发结节该怎么办

随着 CT 扫描技术的进步，肺部结节的检出率越来越高，因多发结节来就诊的患者数量也日渐增加。多发结节的病因非常多，可分为良性病变和恶性病变两大类，其中良性病因包括感染性病变(如支气管肺炎、肺结核、真菌感染等)、结节病、机化性肺炎等;而恶性病因以原发性肺癌为主,其中以腺癌最多见、可表现为多发纯磨玻璃或混合磨玻璃结节,其次为恶性肿瘤肺内转移。

临床上最需要引起重视的是恶性病因所导致的多发结节,此类结节的影像表现往往以磨玻璃成分为主,结节直径<3 cm、呈圆形或类圆形;对于一些直系亲属确诊为多原发肺腺癌的患者,如果检出这样的多发结节,恶性风险可能会增加。但同时需要注意的是,大部分多发磨玻璃结节的病程进展十分缓慢,整体预后也显著好于实性成分为主的孤立病灶肺癌,即便经医生评估有一定的恶性风险,相对而言也是一类惰性的癌,不宜过分积极地干预。临床常见因检出多发结节而极度焦虑紧张的患者,事实上经过专业的评估和管理这类疾病十分可控,过度忧虑反而不利于开展诊治工作。

患者碰到肺部多发结节往往是体检报告中偶然检出,而体检 CT 所使用的通常是筛查参数,需要到上级医院进一步 X 线片检查、在呼吸内科或胸外科就诊。若经医生专业评估,排除了良性病因,认为多原发肺癌的可能性较大,则需要结合病灶的大小、位置、密度、是否包含特殊征象等因素决定是否进行临床干预和后续的随访频率。以纯磨玻璃表现为主的病灶往往不需要积极干预,以临床观察为主,根据病灶大小,随访间期从 6~12 个月不等,如病灶大小和密度变化明显再缩短随访间期,评估是否需要临床干预;而对于混合磨玻璃表现或含有实性成分的病灶,≥8 mm、病灶密度较高、含有其他高危因素的患者需要经专业评估是否需要临床干预，相对低危的患者随访间期 3～6 个月不等，当病灶明显增大变实时评估是否需要临床干预。

对于需要进行临床干预的患者，初次治疗的首选方式是外科手术，经胸外科或肿瘤外科医生充分评估患者获益和风险因素后(即不接受手术患者肿瘤进展的风险是否大于接受手术后给患者带来的肺功能损伤)，为符合手术指征的患者制订个体化的手术方案。多原发肺癌患者的病灶的分布往往比较散在，无法一次手术切除所有病灶，对于剩余病灶应定期随访。如有病灶增多、增大或密度变实的情况，需要再次进行专业评估是否进行临床干预。对于体力状况较好、合并症少且初次手术后余肺较多的患者，如经外科评估患者能耐受二次手术带来的肺功能损伤，可再次进行术治疗；同时，临床上也常见患者已切除较多肺组织无法耐受第二次手术，或存在其他合并症不利于手术的情况，对此类患者可尝试进行局部消融治疗。如剩余病灶的直径较大、密度较高、位置合适，可考虑进行立体定向放射治疗；在病灶数量很多、难以局部根治的患者中，辅助免疫治疗可能有一定的效果；对于初次手术病理中检出驱动基因突变的患者，也可尝试辅助靶向治疗，但由于多原发肺癌的病灶起源不同，单个病灶中检出的基因突变不一定出现在其他病灶中，因此靶向治疗给患者带来的获益还不确切。

总体而言，肺部多发结节在临床上较为常见，管理策略根据患者个体情况较灵活多变；对于较为疑难的多发结节，往往需要呼吸内科、胸外科、影像科等多个科室合作进行多学科会诊，共同决定后续管理方案。

肺癌手术后是否需要继续就诊

肺癌患者接受手术治疗后，仍需要继续就诊。虽然手术是肺癌最重要的根治性措施，但并不意味着切除肿瘤就能一劳永逸，而是需要长期的随访观察，以便于病灶变化时早诊早治。尤其对于含有高危因素的患者，更需要定期随访，监控潜在的动态变化。当下医疗技术日渐发达、治疗手段越来越多样化，确诊肺癌已不像数十年前那么可怕，但仍需要患者正确地看待自己的病情，既不能轻视回避，也不宜过度焦虑，积极面对、主动监测、配合医生一起进行疾病管理将是最重要的治疗策略。

对于高度怀疑肺癌的患者，如已排除全身转移等手术禁忌证，患者接受手术治疗后，结合手术病理的结果进行 TNM 分期，可分为Ⅰ、Ⅱ、Ⅲ期三类。大量临床试验和经验积累表明，除了Ⅰ期较低危的患者，其余早中期肺癌患者手术后均需要进行辅助治疗，巩固局部手术切除的效果，消灭潜在的肿瘤细胞，减少复发转移的风险；对于进行新辅助治疗后再接受手术的患者，手术后更需要继续进行辅助治疗，遏制肿瘤生长。

对于Ⅱ～Ⅲ期和ⅠB 期含有高危因素的肺癌患者，常规的术后辅助治疗手段包括含铂双药化疗、免疫治疗和靶向治疗，可根据患者 TNM 分期、是否含高危因素、是否检出驱动基因、PD-L1 表达水平等情况进行选择。对于完整 R0 切除、未检出第二站淋巴结(N2)肿瘤转移的患者，大部分辅助治疗方案经过 4～

6 个疗程后即停止，患者无需口服或静脉注射药物治疗，但仍然要保持定期随访，以免遗漏局部复发和远处转移；如切缘阳性或手术病理结果中检出第二站淋巴结转移，已证实不存在远处转移的患者，在完成术后辅助治疗后，可能还需要局部放射治疗做进一步巩固。

总体而言，确诊肺癌意味着漫长旅途的开始，即使接受了手术，也需要定期就诊，随访间期长短根据患者 TNM 分期和危险因素而有所不同，如医生评估发现需要继续临床干预，再进行进一步的药物或局部治疗。近期研究表明，定期进行外周血 ctDNA 检测可能有助于发现早期肿瘤复发转移，目前该项技术更多停留在临床试验阶段，不属于临床常规项目。

为什么医生说手术成功了，术后还要来化放疗

时至今日，外科手术仍然是非小细胞肺癌的根治性手段，如果在肿瘤发展的早中期就能发现诊断、进行手术切除，可以显著提高患者的生存预后。尽管如此，外科手术成功并不是肺癌治疗的终点，患者不能抱着手术已治愈癌症的心态中断随访和必要的辅助治疗。事实上，尽管手术为肺癌患者带来了极大的获益，真正经过手术就完全治愈的Ⅰ期肺癌患者仍属于这个群体中的少数，对于其他早中期非小细胞肺癌患者，术后的辅助巩固治疗和长期随访监测仍然是肺癌疾病管理的主要手段。对于ⅠB 期含有微乳头或实体亚型、低分化肿瘤、气腔播散、脉管侵犯

等高危因素的患者和ⅡA～ⅢB期的患者，很可能需要术后放化疗来巩固外科手术的治疗成果，将活跃的肿瘤细胞“扼杀在摇篮里”，抑制肿瘤生长和潜在转移。对于少数可手术的小细胞肺癌患者，术后放化疗更是基本治疗方案。

目前，含铂双药化疗是最主要的肺癌术后辅助药物治疗方案，化疗药物通过阻断肿瘤细胞周期中的不同节点、抑制肿瘤细胞的生存和增殖，化疗药物杀死的肿瘤细胞又会释放出新抗原、激活抗肿瘤免疫反应。而对于不完全切除（切缘阳性）和N2淋巴结转移的患者，放射治疗是改善患者生存最重要的治疗手段，高能射线可作用于局部、直接使肿瘤细胞坏死，减少肿瘤细胞的生物活性。根据患者个体不同，免疫治疗、靶向治疗也有其各自的适应群体。基于IMPOWER等临床试验的结果，NCCN指南推荐ⅡA～ⅢB期PD-L1≥1%的患者在术后均可进行化疗联合阿替利珠免疫治疗的辅助方案；而对于化疗联合免疫进行新辅助治疗的患者，则有必要在手术后延续术前的治疗方案。对于检出EGFR驱动基因突变的ⅡA～ⅢB期的患者，根据大型临床试验EVIDENCE和ADAURA研究的结果，可考虑接受一定时长的靶向治疗。

得了肺癌可以不手术保守治疗吗

如果身体情况允许，请谨慎选择保守治疗。

我们常说的保守治疗一般是指不进行手术，只用药物或者放疗等方式进行治疗的手段。在真实世界的临床工作中，一般有两种情况下的肺癌患者可以选择保守治疗，一是肺癌患者没有手术指征，属于局部晚期或者晚期患者，多存在锁骨上淋巴结转移或者远处脏器转移等；或者是患者一般情况较差，难以耐受手术治疗，手术所带来的风险明显高于获益的情况。二是肺癌患者具有手术适应证，如早期无转移患者，但本身伴有严重的生理或心理疾病，比如药物难以控制的高血压、糖尿病、慢阻肺或者支气管扩张症等，抑或是患者存在严重的精神障碍等，都无法进行完整的手术治疗。因此，保守治疗可以为不能接受手术或者不愿接受手术的患者带来更长的生存，从而提高患者预后。

当然，我们提倡所有肺癌患者，在经过胸外科、呼吸内科、影像科等多学科医生评估后，具有手术适应证时，都将手术治疗作为首选。但不能进行手术治疗的肺癌患者也不要灰心。随着医学水平的不断提高，科技进步给癌症患者带来了更多选择。现如今，肺癌患者的保守治疗方式已不仅仅局限于化疗等全身治疗，还可以接受影像引导热消融治疗（包括冷冻消融、微波消融、射频消融）、立体定向放疗、靶向治疗、免疫治疗等精准治疗。当然，并不是所有患者都适用于以上保守治疗手段，具体治疗方案的选择还需要根据患者实际的疾病情况，由专业的医生决定。

对于早期肺癌患者，不能接受手术治疗，可以选择热消融或者立体定向放疗，以一种相对“保险”的方法，对病灶进行精准治疗。热消融属于能量消融，是利用热能对肿瘤细胞造成不可逆损伤或凝固性坏死，是一种精准、微创的局部治疗技术。热消融治疗适用于肿瘤最大径≤3 cm 的高龄、心肺功能差、心脑血管疾病患者、不适用全身麻醉等不能手术的患者，也适用于局部治疗后复发的单发病灶、原发性术后肺内寡转移，单肺患者。一次消融术可以同时解决多个病灶，因此多原发肺癌患者进行消融的局部根治收益也很不错。热消融属于微创手术，对肺功能损伤不大，因此禁忌证相对较少。少数患者会出现出血、感染等不良反应，但经过对症治疗后大部分患者均可恢复。立体定向放疗，通俗地说，就是将 X 线瞄准在病灶上进行集中照射，好比多把激光枪从不同角度聚焦在一个小物体进行强力轰击。这种放疗是在精确定位的基础上，给肿瘤病灶以消融毁损级的高放射剂量，同时保护周边正常组织。以上两种治疗手段，都可以最大程度地保存肺功能，而且仅需局麻或无需麻醉、疼痛较轻甚至无疼痛，因此它比手术有更好的耐受性。

此外对于晚期不能手术的肺癌患者，我们仍然有很多“武器”来对抗肿瘤。对于存在有基因突变的患者，可以选择靶向治疗，其副作用小、疗效较好、患者接受度也较好。对于没有基因突变的患者，可以尝试免疫治疗，大型研究表明，有 20%的患者可从免疫治疗中获得长久生存。此外，尽管我们已经迎来了“去化疗”时代，但是对于部分患者来说，使用其他治疗联合化疗也是一个不错的选择。随着我们医疗水平的进步，不良反应轻且疗效好的化疗方案也越来越多。

为什么明明不是晚期肺癌却不能手术治疗

很多肺癌患者在确诊肺癌后，尤其是早期肺癌，首先想到的就是手术切除。肺部长了坏东西，切掉不就好了吗？但往往一些早期或中期发现的肺癌患者，在临床上也无法满足手术的要求。不是晚期肺癌但不能手术治疗的情况，我们一般分为两种。

第一种情况，是早期肺癌但由于自身基础疾病不能接受手术。正常情况下，早期肺癌患者当然首选手术治疗，推荐解剖性肺叶切除+肺门纵隔淋巴结清扫术；有条件的患者可选择微创技术下(胸腔镜)肺叶切除+肺门纵隔淋巴结清扫术。肺癌手术的目的主要在于全部切除局限在肺实质内的癌细胞和局部区域内的淋巴结，以达到根治的最佳效果。其中，手术切除的范围和淋巴结清扫范围主要取决于癌细胞的类型、癌症侵犯的范围以及淋巴结转移的程度。切除肺组织越少和切除区域越小，就不可避免地增加了肿瘤细胞切除不干净的风险，患者就越容易发生术后复发。但如果切除的过多，会对患者造成不必要的损害，甚至残存肺功能无法代偿，严重影响生存和生活质量。

虽然手术治疗是早期肺癌的标准治疗，但并非所有的早期肺癌患者都适合手术。对于合并以下情况的患者，是不适合手术的：

(1) 伴有严重心肺功能不全而无法耐受麻醉、气腹和手术者，如合并严重肺部感染、慢性阻塞性肺疾病、肺功能较差者；

(2) 合并有突出并且严重的全身性疾病者，如心脏病、糖尿病、严重肝硬化伴门静脉高压者；

(3) 合并有严重精神障碍、严重的认知功能障碍者；

(4) 由于身体营养状况不能耐受手术者；

(5) 伴凝血功能障碍者；

(6) 中、后期妊娠者。

以上这些情况，都是经过胸外科、麻醉科等科室医生经综合评估后，认为接受手术治疗获益不显著或者风险大于获益。尽管如此，对于不能接受手术治疗的早期肺癌患者也不用灰心，随着我们医疗技术发展，手术早已不是早期肺癌患者的唯一选择。对于淋巴结阴性(无淋巴结转移)的早期 NSCLC 患者以及不能耐受手术或拒绝手术的患者可选择立体定向放射治疗或立体定向消融治疗(SABR 或 SBRT)。此外，肺癌的治疗方法还有化疗、放疗、靶向治疗、免疫治疗、中医中药治疗、姑息治疗等。精准医学时代的到来，让我们的治疗手段更加多样、高效。

第二种情况是，具备手术条件，且不是晚期肺癌患者，但由于病灶部位特殊，手术不是最佳选择。临床上常见的一种特殊情况即中央型肺癌，即病灶虽小但十分邻近纵隔重要器官。如果选择手术，外科医生的技术可能不成问题。但恶性肿瘤的切除通常需要连带切除病灶外围的一些正常组织，以确保切下来的标本外缘是没有肿瘤残留的。为了留有这一安全边界，中央型病灶就要比外周型病灶(位于肺外侧,离纵隔器官较远)需要切除更多的肺组织,比如,从楔形切除或肺段切除升级为肺叶切除。这就意味着,要损失更多的肺功能储备和术后生活质量。这种情况下,我们手术的风险明显高于获益。这种情况就可以考虑立体定向放疗。放疗科医师进行专业的评估后,只要纵隔重要器官受照剂量仍在可耐受的范围之内,中央型病灶仍可以接受立体定向放疗,这就实现了对肺功能最大程度的保全。这是肺结节治疗中较难抉择的情况,当然也是需要外科医生和放疗科医生一起讨论并权衡利弊,最终决定用哪种方式能够给患者带来更大的益处而同时又能把损伤降到最低。

总之,肺癌治疗的选择是多学科医生综合评估的结果。

科技进步使得患者选择也越来越多,对于肺癌患者来说,手术是很好的机会,但不是唯一的机会。

医生说要先化疗后才能手术是怎么回事

在就医过程中,部分患者可能会听到医生说需要接受“新辅助治疗”或“辅助治疗”。通俗意义上说,新辅助治疗就是做手术治疗前,患者接受了一段时间的抗肿瘤治疗,而辅助治疗就是在手术治疗后,患者紧接着做了抗肿瘤治疗。医生说要先化疗以后才能手术就是典型的新辅助治疗模式。无论是新辅助治疗还是辅助治疗,期间进行的抗肿瘤治疗可包括化疗、免疫治疗和靶向治疗等。

那么为什么要进行新辅助治疗呢？我们都知道手术治疗的本质是局部治疗，病变越局限手术效果越好。而部分患者由于肿瘤生长太大或范围太广，造成手术效果不佳。而手术前的抗肿瘤治疗，包括化疗、免疫治疗等，一方面可以降低肺癌患者分期，灭活其体内可能存在的微转移灶，降低病情的复发率，另一方面可减少或消灭转移的淋巴结细胞核癌症病灶，增强手术切除的效果，同时缩小原有病灶，使得部分不可手术的患者获得手术切除的机会。

哪些患者适合接受新辅助治疗？新辅助治疗有弊端吗？

2022 年 3 月，美国食品药品监管局已批准纳武利尤单抗联合化疗作为可切除的非小细胞肺癌患者(≥4 cm)的新辅助治疗方案。简而言之，早期肺癌患者无需进行新辅助治疗，而晚期患者由于失去了手术根治肿瘤的机会，临床也不建议采取新辅助治疗，局部晚期患者，如ⅢA 期患者是新辅助治疗的适宜人群。并不是所有患者都可从新辅助治疗中获益，新辅助治疗方案的选择也不是一成不变的，那么对于新辅助治疗患者的最适人群选择，以及最佳治疗方案的选择，相关的临床研究正在进行中。同时需要注意的是，新辅助也存在一些风险。一方面，新辅助治疗在一定程度上延后了手术的时间，可能有肿瘤进展的风险，尤其是对于抗肿瘤治疗不敏感的患者；另一方面新辅助治疗后患者的身体状况可能出现一些改变，一定程度上增加围手术期的并发症；同时，新辅助治疗后肺组织可能会出现水肿、充血或炎症等，增加手术难度。

无论是新辅助治疗还是辅助治疗，都是风险和获益并存，都需要我们临床医生经过多学科综合诊疗后为患者提供最佳治疗方案。

医生说不能手术该怎么办

经过以上问题的探讨，我们需要知道，手术固然好，但不是人人都适合手术，且手术并不是治疗肺癌的唯一手段。很多肺癌患者仍有这样的固有思维，认为手术是唯一的“救命稻草”，没有手术机会，接受其他治疗只是“死马当活马医”，故而消极就医，配合度不高，最终导致疾病的进一步发展。这是很多肺癌患者的思想误区。

随着我们医疗水平的不断提高，肺癌治疗，无论是局部治疗还是全身治疗，都有了长足的进步。在局部治疗方面，我们除了通过直接手术摘除病灶以外，还可以对不适宜或不愿意手术的患者，进行影像引导的热消融治疗或立体定向放疗，用微波刀或X刀等替代手术刀。在全身治疗方面，靶向治疗不断取得进展的同时，免疫时代也逐步走向辉煌。对于存在有基因突变，比如EGFR突变、ALK突变、ROS1突变等晚期肺癌患者，靶向治疗是首选。例如对于最常见的EGFR突变，我们不仅拥有相当成熟的一代到三代针对EGFR突变的靶向药物，同时我们的四代靶向药物也正紧锣密鼓地进行着上市前的临床试验。或许对于部分肺癌患者来说，肺癌只是“一粒药”的事。而对于没有基因突变的患者来说，免疫治疗给他们带来了新的希望。尽管大数据表明,仅有20%的晚期肺癌患者可从免疫治疗中获益,但获益的这部分人群获得的是长期的无疾病进展的“高效”生存。新型免疫治疗的研发,免疫联合治疗的选择,免疫治疗的最适人群等问题目前仍是我们不断探索的方向。

（王 悦,张琳程,强慧萍）

肺癌的化疗

随着对肺癌研究的深入,越来越多的患者可以接受“去化疗”的治疗。但是,在肺癌的众多治疗方法里,化疗仍然占据着数量上的“优势”,大量的晚期肺癌患者依然需要用化疗来延长生存。那么,化疗时该注意什么呢?

什么情况下需要化疗

化学治疗,简称化疗,指使用细胞毒药物治疗恶性肿瘤。化疗是一种全身治疗的手段,无论采用什么途径给药(口服、静脉和体腔给药等),化疗药物都会随着血液循环遍布全身的绝大部分器官和组织。因此,对一些有全身播撒倾向的肿瘤及已经转移的中晚期肿瘤,化疗都是主要的治疗手段。对于肺癌患者来说,为达到以下几种目的治疗,可以用化疗来达到目的。

(1) 根治性治疗:有些对化疗药物敏感的肺癌如小细胞癌,通过单纯化疗就有可能治愈,这种以将癌症治愈为目的的化疗就称为根治性化疗。

(2) 姑息性治疗:晚期肿瘤在没有找到驱动基因或者尝试靶向、免疫等治疗耐药后,癌症癌细胞已经广泛转移的情况下,化疗的目的主要是控制癌症的发展以延长患者生命,或者通过化疗提高患者的生存质量,这种化疗就称为姑息性化疗。

(3) 术后辅助治疗:对于部分分期较晚但已经完全切除的肺部肿瘤,虽然肿块已经手术切除,但手术前就有可能发生临床检测不到的潜在转移,或者有少量癌细胞脱落在手术伤口周围,通过化疗杀灭这些残余的癌细胞,以达到预防癌症复发和转移的目的。

(4) 术前新辅助治疗:通过术前化疗可以使肿瘤缩小,方便手术切除,或者使部分失去手术机会的病灶缩小后再获得手术机会,同时还可以杀灭潜在的转移病灶,降低复发转移的可能。

(5) 腔内治疗:通过体腔内给药(如腹腔和胸腔内给药),使体腔内局部暂时维持较高的药物浓度,达到提高局部疗效的目的。

在什么情况需要选择化疗以及选择什么方案,需要由专业的医生根据患者的具体情况来确定。同时,肺癌的治疗还要根据个体患者的情况做出不同的判断,因此常需要胸外科、呼吸内科、肿瘤科、放射科等科室综合判断,选择权威的医院及专家诊治十分关键。

化疗有哪些方案

肺癌的化疗方案根据不同的肿瘤类型,不同分期,不同治疗目的有很多种方案。一般来说一线治疗也就是首选治疗的方案相对比较固定。二线治疗或后线治疗则会选择一些新药、联合治疗等。

对于非小细胞肺癌的一线治疗总体选择原则是第三代化疗药物(紫杉醇、多西他赛、吉西他滨、长春瑞滨或培美曲塞)＋铂类(卡铂、顺铂等)双药联合方案。主要包括以下几种。

(1) 长春瑞滨＋顺铂(NC)方案

(2) 吉西他滨＋顺铂(GC)方案

(3) 紫杉醇＋顺铂(PC)方案

(4) 多西他赛＋顺铂(DC)方案

(5) 培美曲塞＋顺铂(CP)方案

对于小细胞癌,由于其有明显的转移倾向,因此一般我们会首选化疗作为治疗手段,小细胞肺癌一线治疗的常见方案如下。

(1) 依托泊苷和顺铂(EP)方案

(2) 依托泊苷和卡铂(CE)方案

如果患者接受一线治疗无效,则需要选择二线治疗。二线治疗的选择可以是选择其他一线治疗的方案,也可以考虑参与新药临床试验。

化疗药物的具体应用情况,应当在医生的指导下进行规范化诊疗。化疗药物的选择需要根据个体患者的情况做出不同的判断,选择权威的医院及专家诊治十分关键。

化疗有哪些不良反应

化疗药物一般通过静脉注射的方式作用于肿瘤患者,能杀死生长迅速的癌细胞，同时这些化疗药随血液流经全身各处，它们也会影响正常的、健康的细胞。健康细胞受损就会表现出相应的不良反应。体内最易被化疗药物损伤的正常细胞有：骨髓中的造血细胞，皮肤、口腔、消化道和生殖系统中的细胞。因此，化疗的不良反应主要包括以下几类。

(1) 化疗引起消化道反应：食欲不振、恶心、呕吐、便秘、梗阻、腹泻等。食欲不振是治疗之初的反应，一般在治疗 1～2 天出现。恶心和呕吐是化疗极常见的不良反应之一，机制也较复杂，目前并没有明确阐明，可由药物引起，也可因精神因素导致。另外，不同药物的致吐性也不同，比如顺铂、环磷酰胺属于高度致吐风险药物，患者呕吐发生率高达 90%。这些症状不仅让患者感觉不适和衰弱，也可能造成部分患者无法完成化疗全过程，进而影响治疗效果。腹泻的发生和氟尿嘧啶类药物及伊立替康的应用有关，另外白细胞降低引起的感染也可能出现腹泻症状。治疗导致患者饮食习惯发生变化，同时体力活动的减少可能会导致肠道的蠕动变少，因此引起便秘甚至肠梗阻。药物引起的便秘，主要和使用有神经毒性的药物有关，比如长春新碱、依托泊苷、顺铂等。

(2) 化疗引起骨髓抑制：白细胞、血小板、红细胞、血红蛋白降低。白细胞减少是最早发生的，因为，白细胞的代谢周期只有 4～6 h，血小板是 5～7 天，而红细胞则有 120 天。白细胞降低相应的感染风险会增加，要注意预防感染。一些药物比如吉西他滨和卡铂易引起血小板降低，血小板降低要警惕出血。贫血也是常见的化疗不良反应，可能出现气喘、疲劳心率快等症状。

(3) 化疗引起的皮肤或口腔问题:脱发、皮疹、口腔溃疡等。脱发一般发生在首剂治疗后 2～4 周,在停止化疗后 2 个月左右再逐渐长出。紫杉类、氟尿嘧啶、环磷酰胺、培美曲塞等可引起皮疹,这种情况可在停药后消失。在标准化疗患者中,口腔黏膜炎发生率高达 40%,这里有一半患者需要治疗。

(4) 化疗引起周围神经病变,患者会出现指尖麻木、四肢发凉等感觉异常。

(5) 化疗引起心脏毒性,肝肾功能损伤。

需要指出的是,大部分化疗的不良反应和毒副作用是可逆的,通过一些辅助药物的使用可以控制或者减轻毒副作用。但化疗毕竟是一种较为激烈的治疗手段,因此,临床医生应该严格掌握化疗适应证、规范合理地制定化疗方案和采取必要的预防措施。

因此,尽管化疗导致一些不良事件的发生,但是权衡利弊后,我们仍要积极进行治疗,以上化疗毒性,重在预防,即使出现化疗不良反应,积极对症处理,症状也可有所改善,我们的任务就是使化疗药物既能高效杀死癌细胞,又可尽量降低对患者的伤害。

化疗完需要注意什么

作为化疗患者,化疗后我们的主要任务减轻和处理化疗给身体带来的不良反应，从而减少化疗后的不适感和对身体长远的损伤。

(1) 定期复查血常规和肝肾功能。做完化疗后要注意最重要的事情就是定期门诊复诊，复查血常规和肝肾功能，因为化疗的毒性反应，包括骨髓抑制、肝肾功能损害等，一般出现在化疗后1周左右。因此，需要每3～4天复查1次血常规，每1周复查1次肝肾功能，如果发现异常，要及时进行处理。化疗可以导致身体的造血系统受到抑制，可出现白细胞降低，贫血，血小板减少等并发症。化疗结束后1周左右，需要查血象，了解血液指标有没有问题，如果白细胞降得很低，需要打升白针。如果有贫血，需要补充营养物质，促进造血。还要查肝肾功能，看看化疗有没有导致肝肾损害。

(2) 注意保暖，不要着凉。因为化疗的不良反应，可出现骨髓抑制，白细胞下降，人体的免疫力会下降，特别容易感冒，发热。所以，化疗后一定要注意保暖，不要着凉，也不要去人多的地方，出门戴口罩。特别是血液肿瘤的患者，化疗后可以出现严重的白细胞下降，更要特别注意。

(3) 注意饮食。化疗可能会出现恶心，呕吐等胃肠道反应，同时也有可能导致食欲下降。建议化疗后的患者，要少量多餐，清淡饮食，食物要易消化，例如粥、面条、鸡蛋羹等。化疗后还需要加强营养，各种类食物摄取全面平衡，这样才能保证能量的充足。同时要补充优质蛋白质，比如牛奶、蛋类、肉类等，也要摄取富含维生素的新鲜蔬菜水果。等到化疗的不良反应都过去之后，癌症的患者，还是要注意自己的饮食。对于大部分的癌症，特别是消化系统肿瘤的患者，术后都需要忌口。少吃辛辣刺激性食物，戒烟戒酒，低脂高蛋白饮食，少量多餐，不暴饮暴食，也不要饱一顿饥一顿，三餐按时吃。如果患者贫血的话，首先考虑补铁。动物内脏是补铁食物首选，尤其是肝脏含铁量高，还有动物血、牛肉、瘦肉等，这些食物中含有的是血红素铁，我们机体能够较好地吸收。菠菜、黑木耳、蛋黄、豆类等食物中含铁量虽然高，但是非血红素铁，吸收率较低，不是补铁的好选择。患者应尽量少喝茶和咖啡。

(4) 投入社会，适当的运动。肿瘤治疗结束以后，身体恢复以后，应当尽早地投入工作。可以帮助患者忘记这段不美好的记忆。同时，与同事及亲朋好友多交流和沟通，可以打开心结，释放压力，保持好心情。肿瘤的患者也需要适量的运动，促进新陈代谢，增强自身的免疫力和抵抗力。

(5) 化疗结束后要定期复查。如果所有的化疗结束后，需要定期的复查，因为肿瘤还是有可能出现复发和转移的。一般来说，手术后前 5 年是肿瘤复发和转移的高峰期，需要更加严密的复查，如果过了 5 年没有复发和转移，一般就算是临床治愈，复发和转移的机会就很小了。

总而言之，化疗结束以后，并不是一劳永逸了，还需要注意休息和饮食，定期复查。如果检查发现血液指标有异常，或者出现不适，要及时联系医生，或者到化疗的医院或是就近的门急诊就诊。

化疗的患者是否会影响家人的健康

不会。

化疗的过程是注射或口服药物,并通过化疗药物在血液和组织内杀死或抑制癌细胞的生长。

因为所有的这些反应都是在人体内部发生,即便化疗药物通过排泄物排出体外,也会失去原本的活性。因此,化疗药物对身边的人不会起到任何作用,更不会如放射性物质一般出现辐射作用,因此,化疗患者在家中不会危害到家人的健康,家属可以在生活上多照料、关心患者,患者亦可以在身体条件允许的情况下尽快回归社会。

为什么很多化疗会掉头发？不化疗了可以长出来吗

化疗为什么会掉头发？因为化疗的目的是杀灭体内生长迅速的癌细胞,结果,一不小心误伤了同样生长迅速的毛囊细胞,杀敌一千,自损八百。

当然,毛囊细胞的产物,除了头发以外,还包括身体其他部位的毛发,比如眉毛、腋毛等。在化疗中,使用以下药物的病友们,基本上难逃脱发这一劫了,紫杉类、阿霉素、柔红霉素、环磷酰胺、异环磷酰胺、氨甲蝶呤、依托泊苷、氟尿嘧啶、长春新碱等药物，这些都是“秀发终结者”。化疗脱发，一般发生在化疗第1周期和第2周期期间。

如果从预防脱发这个角度来讲，可能当下并没有什么绝对行之有效的方法，所以，我们必须要勇敢地直面脱发这一事实，下面就是一些小小的建议：可以考虑化疗前把头发剪短或者买好假发和帽子，一方面是让自己慢慢习惯和接受短发的自己；另一方面，在脱发时看起来不会那么明显。化疗脱发，只是一个过程而已，化疗药物作用期间的脱发，在等结疗之后，头发就会又长出来的，所以不必过多担心。

化疗后可以怀孕吗？化疗中可以有性生活吗

化疗药物为细胞毒性药物，一般都会出现一些毒副作用，且化疗药物区分别正常细胞与恶性细胞的能力不强，在杀死恶性细胞的同时也会对正常细胞有毒害，会引起明显不良反应，对孕妇来说具有致畸性和生殖毒性，因此，化疗患者在治疗期间不能怀孕生育，治疗3～6个月后，随着药物从患者体内逐渐清除，受到影响的生殖细胞逐渐更新换代，绝大多数患者可以正常怀孕生育。但针对具体病种会有不同的时间要求。

我们所用的化疗药物，其实它对我们的DNA是有损伤的。所以育龄期妇女，包括男性的患者，都有可能会损伤生殖细胞。因此，在化疗期间或化疗以后，一定要采取避孕措施，避免受孕。

到底多长时间可以恢复？目前并没有一个明确的说法。所以，无论育龄期的女性还是男性，如果有生育要求，建议大家，在化疗前，冷冻卵子或精子，待适合生育时使用。否则一旦怀孕，是非常麻烦的，对于下一代的影响可能会很大。对女性而言随着年龄的增长，卵巢的衰老是不可逆转的，在35岁前身体条件最好的年龄解决生育问题，是最理想的状态。如果在接受肿瘤治疗前先保存卵子或者卵巢组织，患者在治疗后还有生育的机会。目前，女性患者生育力保存的研究取得了长足的进步，其中，较为常用的技术有：卵子冷冻、不成熟卵子冷冻、胚胎冷冻、卵巢组织冷冻保存等方法，对不同的人选择的方法不一样。

由于癌症本身对机体的影响，以及手术、放疗、化疗等治疗手段带来的影响，使患者在精力、营养等方面消耗很大。这时，患者体质虚弱，应该把更多的精力放到治疗上，应暂时停止性生活。如果患者病情稳定，体力恢复好，那么恢复适当、有规律的性生活是可以的，以此协调夫妻关系。至于性生活的频度，因人因病而异，与以前性生活频度及患者的体质、年龄、病种有关，以性生活次日不感疲乏为宜。

虽然在接受化疗期间，进行性生活通常是可以的，但是因为化疗期间身体处于一种特殊的状态，应注意以下几点。

(1) 化疗药物有可能会引起阴道内壁的变化，因此性生活可能会导致阴道内壁发生损伤，皮肤或者生殖道中的细菌就可能因此进入血液。而化疗期间的患者往往容易发生中性粒细胞降低，导致身体抵抗细菌的能力下降，引发感染等情况。因此，中性粒细胞水平降低的情况下，建议避免性生活。

(2) 有些化疗药物可能会导致血小板降低，性生活可能会导致出血，如血小板水平处于极低的状态下，可能会出现严重的出血。因此，血小板水平降低的情况下，建议避免性生活。

(3) 化疗期间强烈建议不要怀孕，因为化疗药物对胎儿发育有着严重不利的影响，化疗期间进行性生活一定要采取避孕措施。

(4) 化疗期间，因为疲劳或者化疗的其他不良反应，可能会降低性生活的兴趣，如果性生活不感兴趣，建议告诉伴侣并获得理解。并且，可以寻找其他表达感情的方式，比如亲吻、拥抱等。

（周　超，刘鸿宇）

肺癌的放疗

很多患者和家属不了解化疗和放疗的区别，甚至会认为这是同一件事情，其实，化疗和放疗往往在医院中是由不同科室的医疗人员完成的。它们的治疗原理、接受治疗后的注意事项都有所不同。本篇用真实患者的经历向大家介绍一些放疗的基本情况和注意事项。

化疗和放疗有什么区别

同为治疗肺癌的重要手段，化疗和放疗有什么区别呢？首先从名字我们便可以略知一二，化疗的全称是化学治疗，它通过化学合成药物杀灭癌细胞；放疗的全称是放射治疗，它通过 X 线等高能射线杀灭癌细胞。当然化疗和放疗的区别不止于此，它们的治疗原理和治疗作用等都存在一些差异。

(1) 化疗和放疗治疗原理不同：化疗治疗基于体内细胞对化疗药物敏感性不同，增殖快的细胞（如癌细胞）比增殖慢的细胞（如大多数正常细胞）对化疗药物更加敏感，因此化疗药物可杀灭癌细胞，但也会破坏体内增殖快的正常细胞如毛囊、消化道、骨髓等部位的细胞导致脱发、食欲差、贫血等不良反应。而放疗治疗原理主要基于将高能射线集中于肿瘤区域，由于癌细胞的增殖比正常细胞更活跃,这使得癌细胞对高能射线的敏感性高于正常细胞,放疗医生通过对放射剂量的合理设计,可使得癌细胞被杀灭,同时保证人体正常组织细胞受到较小的伤害,并且放疗可将高能射线集中在局部区域,对该区域外的细胞杀伤作用较小。

(2) 化疗和放疗治疗作用不同:化疗药物可以随血液的流动到达全身各处,对全身各个部位的肿瘤细胞进行控制,它的作用即全身治疗;而放疗通过高能射线照射患者身体特定的部位,这些部位称为靶区(一般包括肿瘤原发灶和转移部位),放疗可以有效地杀灭靶区内的癌细胞,而对靶区外的细胞伤害较小,它的作用即局部治疗,其实手术也是一种局部治疗的手段。

(3) 化疗和放疗治疗时间不同:肺癌患者在接受化疗时需住院用药,这主要因为静脉给药时间较长,并且化疗药物不良反应相对更大,住院治疗有利于医生评估患者状况,及时更改治疗方案。而放疗治疗时间短,每次治疗仅仅需要几分钟或十几分钟的照射,并且治疗后不良反应相对较小,在门诊治疗也可以。

(4) 化疗和放疗治疗方式不同:化疗是一般通过 3 种方式进行,包括静脉注射(通过针头或管子直接进入血管)、口服(通过吞咽药丸或胶囊)和注射(通过针头进入皮肤或肌肉),让药物进入血液,然后运输到身体各个部位,帮助杀死癌细胞,抑制癌细胞转移和复发。而放疗是通过体外的机器将看不见的高能束照射肿瘤,从而杀死癌细胞。

总而言之,化疗和放疗都可以有效地杀灭癌细胞,但在许多方面又存在差异,如何选择有待医生根据患者具体情况仔细评估。

化疗和放疗是否可以一起做

化疗和放疗都能杀灭肿瘤,那么它们可以一起做吗?一起做获益会更大吗?一起做会不会毒副反应很大?

以前人们担心化疗和放疗同时进行,可能导致毒副反应太大,患者身体可能会承受不住,后来经过临床试验发现在一些恶性肿瘤如肺癌,化疗和放疗同时使用可以获得更好的治疗效果,同时毒副反应可以控制在患者可承受的范围。

肿瘤的治疗好比我们和肿瘤的一场战争,放疗和化疗都可以看作我们战胜肿瘤的武器。放疗相当于"导弹",随着放疗技术的进步,现在已经能做到将高能射线精准投递到"敌方基地",也就是肿瘤的原发病灶,同时可以几乎不破坏其他区域的正常组织,有着精准而强大的局部打击的能力。放疗可有效摧毁"敌方基地",但对"敌方基地"外的"游兵散将",也就是转移在外的癌细胞,却没有那么大的作用了。而化疗就相当于"地面部队",随着血液的流动扩散到全身各处,可以全面打击转移在外的癌细胞,对防止肿瘤复发有重要作用。通过化疗和放疗的同时使用,可以将"敌方基地"和在外的"游兵散将"一网打尽,有力地杀灭肿瘤。除此以外,研究发现在放疗期间使用化疗药可以抑制放疗治疗间歇期间癌细胞的修复,从而增强放疗效果;并且使用化疗药还可以增加癌细胞的放疗敏感性,即增强放疗对癌细胞的杀灭作用。

目前大量的临床试验已经证实，对于肺癌患者，放疗和化疗一起做可提高疗效，延长患者生存期，所以在目前的肺癌治疗指南中，明确建议可联合放疗和化疗进行治疗。

目前放疗和化疗一起做的方式主要有以下两种。

(1) 同步放化疗：即同时进行放疗和化疗；

(2) 序贯放化疗：即化疗周期全部结束后进行放疗。

临床研究发现肺癌患者进行同步放化疗，治疗获益比序贯放化疗更大，患者生存期更长，但毒性反应相应增加。早在2011年美国临床试验RTOG 9410就将无法切除的Ⅲ期非小细胞肺癌患者随机分为同步放化疗组(204例)和序贯化放疗组(203例)，结果显示同步放化疗组的5年总生存率达到16%，显著高于序贯化放疗组的10%，死亡风险降低19%。对多项临床试验汇总发现，同步放化疗较序贯放化疗总生存明显获益，3年绝对生存率提高5.7%，5年绝对生存率提高4.5%，局部复发风险降低23%，但毒性反应也明显增加，但在患者耐受范围内。

同步放化疗缩短了总疗程，通过两种治疗效应的共同作用，增加了肿瘤的局部控制，同时控制了可能已有的微小转移灶，减少了因疗程延长而导致的肿瘤细胞加速增殖可能及肿瘤细胞亚群出现的概率，对肿瘤的杀灭效应更强；但治疗的毒性反应的确增加了，需要仔细筛选患者并制定合适的化放疗方案，使得治疗获益大于治疗毒性。序贯化疗也可缩小肿瘤，同时因为放疗和化疗并非同步使用，其次其毒性反应更小，其主要缺点是治疗强度小，肿瘤杀灭效应低，增加了化疗耐受细胞群出现的概率。

究竟是选择同步放化疗还是序贯放化疗，在临床诊疗中，需要结合患者的体质和病情具体分析，制定相应的治疗方案。

(1) 对于身体状态良好的患者，多项临床试验已经证实，同步放化疗要优于序贯放化疗。

(2) 对于身体状态较差，PS=2(即患者能自由走动及生活自理，但已丧失工作能力，日间不少于一半时间可以起床活动)，考虑难以耐受同步放化疗，单纯的放疗或序贯放疗＋化疗是可推荐的治疗模式，其中序贯放疗＋化疗能够进一步提高患者生存获益。单纯根治性放疗可用于因 PS=2 或严重合并症不适合放化综合治疗策略的患者，通过提高患者治疗耐受性而获得潜在的生存获益。对于难以耐受或不愿接受放疗的患者，可予以化疗，根据患者不同的病理类型，选择适宜的化疗方案。随着免疫治疗研究取得的突破性进展，目前国内外权威指南还推荐不可切除的Ⅲ期肺癌接受根治性同步放化疗后 PD-L1 抑制剂的巩固治疗。

简而言之，若患者一般状态良好，通过合理设计放化疗方案，两者同时进行虽然毒副反应有所增加，但可控制在患者的接受范围之内，最终患者可获得更好治疗收益。

放疗会有哪些不良反应

医生建议王阿伯做放疗，王阿伯的女儿回去赶紧网络搜索了一下，了解到放疗是通过高能射线治疗肿瘤后，她很担心放疗会不会有不良反应，接着又查到放疗不良反应包括：局部的放射性炎症、纤维化改变，表现为局部疼痛红肿、恶心、厌食、乏力、干咳、腹痛、腹泻、进食困难、肛门坠胀疼痛、皮肤发红变黑等，其次会有白细胞、血小板减少，甚至有少部分人可能因进食较差导致营养不良。

王阿伯的女儿很担心，去问医生“放疗是不是不良反应很大啊，网上说肺癌放疗不良反应好多，什么放射性炎症、皮肤发红变黑、白细胞减少啥的，我父亲做放疗行不行？会不会很难受？”

很多患者在进行放疗前担心放疗的不良反应，觉得放疗会很痛苦，有点吓人。

其实放疗作为一种精准的局部治疗手段，一般来说不良反应是比较轻的，并且不是每个人都会出现，即便在部分患者中出现了不良反应，不良反应也并不会很严重，也是可以对症处理的，大部分会在放疗结束后逐渐恢复正常。总体而言，放疗的不良反应是比较轻微的，很多患者在放疗中和放疗后都没有什么不适感。

王阿伯和他的女儿进一步了解放疗后放心了许多，随后王阿伯女儿又好奇地问“我父亲得的是肺癌，放疗每次要做几分钟，那呼吸的时候肿瘤也跟着动，会不会照不准啊？会不会照到其他地方去了？”

近十几年随着工程技术的发展，现代放疗设备也取得了突破性的进步，其发展可能超出了很多人的想象。以上海市胸科医院配备的高端放疗设备速锋刀(Edge)为例，其配备有先进的图像引导放射治疗(IGRT)系统，是一种四维放射治疗技术，在三维放疗技术基础上加入时序概念，可以充分考虑肿瘤在放疗过程中的运动和每次放疗间的位移误差。科技的发展使得放疗技术越发精准,在消灭肿瘤的同时保障着正常组织受到较小的伤害,正因如此放疗的不良反应也变得越来越小。

当然为了充分保证治疗的顺利进行,特别是对耐受能力差的患者,我们建议患者在放疗期间定期到门诊随访,至少 1 周 1 次,治疗过程中有任何不适都可以向医生反映,医生会根据治疗情况给予相应处理措施。

最后介绍一下,肺癌放疗过程中可能出现的一些不良反应及处理方式。

(1) 厌食、恶心呕吐:放疗可能引起暂时性的胃肠功能紊乱,导致患者出现厌食、恶心及呕吐等消化道症状。厌食可服用维生素 B6 及开胃药或开胃食品等。呕吐可用止吐药物如地塞米松、5-HT3 受体拮抗剂或多巴胺受体拮抗剂(如甲氧氯普胺)等。

(2) 乏力、疲劳、精神不佳:放疗后可能出现,其严重程度多取决于放疗剂量、是否联合化疗等。大多情况下仅需注意休息、补充营养、提高睡眠质量即可。若伴随抑郁、焦虑等,需在心理科医生指导下开展综合治疗。

(3) 外周血象下降:放疗时骨髓造血细胞的分裂繁殖可受到抑制,引起白细胞、红细胞和血小板减少,因此放疗期间应定期复查血常规。当白细胞 $<3\times10^9/L$,血小板 $<70\times10^9/L$ 时应暂停放疗,进行升血对症治疗,待血象恢复后再开始治疗。白细胞在 $<3\times10^9/L$,但 $>2\times10^9/L$,血小板 $<70\times10^9/L$,但 $>50\times10^9/L$ 时,仍可继续放疗,但应严密监测血细胞的变化。

(4) 放射性皮肤反应:这是放疗后最常发生的局部不良反应,可表现为皮肤瘙痒、红肿、脱皮,糜烂、溃疡等。好发于皮肤薄嫩处,如颈部、腋下、腹股沟等。当照射部位皮肤出现灼烧感、瘙痒感时,可用0.2%冰片淀粉或消毒干燥的滑石粉涂抹患处,保持患处皮肤干燥、透气。注意不用凡士林软膏,不湿敷,不用肥皂洗,不用力搓擦,抓挠。当照射处皮肤出现充血、水肿、渗液、糜烂甚至溃疡时,应暂停放疗。可用氯地霜外敷或硼酸溶液湿敷,促进皮损愈合,或用庆大霉素等湿敷,以达到消炎抗感染、加速组织修复的目的。

(5) 放射性肺炎:胸部放疗时在放射野内的正常肺组织受到损伤而引起的炎症反应,常出现在放疗后 2～3 周,轻者无症状或有刺激性干咳,炎症大多可自行消散;重者会出现高热、胸痛,甚至呼吸困难。发现产生放射性肺炎时,应停止放疗。对于无症状的轻度放射性肺炎,注意休息即可自行好转。伴随咳嗽、咳痰、喘息、发热等症状时,应及时吸氧,使用糖皮质激素,还可使用祛痰药物、支气管扩张剂等,合并感染时需抗感染治疗。

(6) 放射性食管炎:在胸部放疗过程中可能发生放射性食管损伤,产生放射性食管炎。其典型的症状为咽下疼痛或胸骨后疼痛。常见于放疗后 1 周或数周内出现,一般症状轻微。严重者可出现胸部剧痛、发热、呛咳、呼吸困难、呕吐、呕血等,应警惕食管穿孔或食管气管瘘的发生。应多饮水,选择高热量、高蛋白、高维生素和易消化软饭为饮食。常规治疗包括:解除食管平滑肌痉挛,保护食管黏膜;抑制胃酸,防止酸反流入食管。

放疗后家人会受到辐射吗

李阿姨得了肺癌，心肺功能不好无法耐受手术，医生建议李阿姨做放疗，李阿姨接受了医生的建议，但是隐隐有点担心。

“医生啊，我做放疗没有问题的，但是我家里有个小孙女，我做了放疗回家，她会不会受到辐射呀？她才 2 岁。”

对于李阿姨的疑惑，答案是：不会受到辐射。目前肺癌放疗通过外照射进行，即通过使用放疗设备产生高能射线，射线从患者体外进入到患者体内的肿瘤区域。患者只有在接受治疗时才会有射线照射到身上，一旦结束治疗射线就会消失，不会在体内残存，因此放疗后的患者不会带有放射性，不会变成辐射源，对包括儿童在内的周围人都是安全的，完全可以正常相处。

不过李阿姨在肺癌的诊疗过程中，可能做过 PET-CT、骨扫描这两种检查。PET-CT 和骨扫描都是通过将放射性药物注入患者体内进行成像，在做完这两种检查后 3 天内，应注意和家人保持一定距离，尤其是特殊的家人如婴幼儿和孕妇。

哪些情况下需要先做放疗

王阿伯确诊了肺鳞癌，医生建议王阿伯手术治疗，但是手术前需做放疗＋化疗。王阿伯很疑惑“我都能做手术了，那手术切掉肿瘤不就行了吗？怎么还要先做放疗和化疗呢？”

原来王阿伯是Ⅲ期肺癌，属于局部晚期患者，一些局部晚期患者可能由于病灶较大等原因，直接手术切除难度比较大，也很可能难以切干净。而在手术前进行放疗＋化疗，可以缩小肿瘤，降低分期，增加手术根治率，最终延长患者生存期。

作为肺癌重要的治疗手段，在很多情况下都需要放疗的参与。

对于非小细胞肺癌，以下情况应优先考虑放疗。

(1) 因身体原因(心肺功能差等)不能耐受手术治疗的早期患者，可行根治性放疗如立体定向放疗(SBRT)等。

(2) 可手术早期患者可行新辅助/辅助放疗：手术前行放疗，可以使得病灶缩小，更容易切干净；手术后若肿瘤切除不净，可行放疗，杀灭残留肿瘤。

(3) Ⅲ期(局部晚期)不可手术患者的根治性放疗；Ⅳ期(晚期)寡转移患者的局部放疗和多发转移患者的姑息治疗，放疗是控制转移灶的重要手段。

对于小细胞肺癌，存在以下情况应先做放疗。

(1) 局限期患者的根治性放疗。

(2) 广泛期患者的局部放疗。

(3) 预防性脑放疗：小细胞肺癌容易发生脑转移，进行预防性脑放疗可以有效降低小细胞肺癌脑转移发生率。

（覃　凯）

肺癌的靶向治疗

肺癌的治疗在最近十几年来随着科技的发展,进入了“精准治疗”的时代。靶向治疗,就是将治疗药物如同精准定位的导弹直接命中肿瘤坏细胞的靶心。这里的靶心指的就是基因检测出的突变位点,而导弹就是靶向药物。因此,靶向治疗和基因检测是分不开的。

哪些肺癌患者可以接受靶向治疗

肺癌发病率、死亡率在我国居首。过去,肺癌的治疗方法主要是手术和放化疗。早期肺癌首选根治性手术切除,晚期肺癌患者则失去根治性手术机会,接受传统放化疗。

可喜的是近年来,随着对肺癌驱动基因的研究及相关分子靶向药物的研发,肺癌临床诊疗迈入“精准医学”治疗时代。靶向治疗的药物是根据靶点来设计的,就像一把钥匙开一把锁一样,对肿瘤细胞进行精准打击,减少了对正常细胞的杀伤,全身毒副作用较化疗明显降低,疗效显著。

但是并不是所有的肺癌患者都有机会接受靶向治疗。那些通过基因检测证实,明确存在有可治疗基因突变位点,且相应药物已经上市的患者,可以首选靶向治疗。那些检测出来没有可治疗突变位点的患者，就暂时无法接受靶向治疗了。

那么，肺癌患者怎样知道自己有没有基因突变靶点呢？要知道这一问题的答案就需要接受基因检测。在靶向治疗刚刚问世时，曾经也有学者让那些存在基因突变的和没有基因突变的患者一起服用同一种靶向药。后来发现，那些没有基因突变的患者服用靶向药物后，非但没有获得治疗疾病的效果，反而出现了诸多不良反应。所以现在，在没有基因检测的前提下，医生一般是不会给患者服用靶向药物的。因此，基因检测是服用靶向药的前提。

医生会根据基因检测结果和国内外指南来确定患者的治疗方案。根据2022年最新版国际和国内指南显示，可用于非小细胞肺癌治疗的靶点包括：EGFR敏感突变阳性、ALK重排阳性、ROS1重排阳性、BRAF V600E突变阳性、MET外显子14跳跃阳性及扩增、RET重排阳性。根据患者基因检测的结果，如果检出以上这些突变的话，就有了服用相应靶向药的机会。其中，EGFR和ALK基因的相应药物最为成熟，具有这两种突变的患者可以选择的靶向药物最多，还有一些其他靶点靶向药物正在研发、临床试验中，如EGFR 20ins突变、KRAS G12C突变、NTRK融合突变、HER-2突变，这些都未来可期。

靶向治疗药物有哪些

目前医院里可以配到的靶向药物大部分为口服药物，如果大家看到药品的通用名以“替尼”结尾，那么这些药物就是靶向药了。

目前已经上市的针对肺癌的靶向药物主要包括以下几种。

(1) 针对 EGFR 突变的药物：一代药物吉非替尼、厄洛替尼、埃克替尼，二代药物有阿法替尼、达可替尼，三代药物有奥希替尼、阿美替尼、伏美替尼。

(2) 针对 ALK 重排的药物：一代克唑替尼，二代阿来替尼、塞瑞替尼、恩沙替尼(国产)、布加替尼，三代劳拉替尼。

(3) 针对 RET 突变的药物：普拉替尼、塞普替尼。

(4) 另外还有一些多靶点药物，如安罗替尼、舒尼替尼、索拉非尼等。

但其实目前正在研究和即将上市的药物远不止以上这些。根据 2022 年最新版国际和国内指南，可用于非小细胞肺癌治疗的靶点包括：EGFR 敏感突变阳性、ALK 重排阳性、ROS1 重排阳性、BRAF V600E 突变阳性、MET 外显子 14 跳跃突变及扩增、RET 重排阳性等。下文将对这些靶点逐一介绍，整理出可以适用于该靶点的治疗药物。

表皮生长因子受体(EGFR)是存在于细胞表面的一种蛋白质。中国肺腺癌患者人群 EGFR 突变率高达 50%左右。EGFR 抑制剂可阻断 EGFR 发出的指挥细胞生长的信号。用于 EGFR 基因突变的靶向药包括：一代药物吉非替尼、厄洛替尼、埃克替尼，二代药物有阿法替尼、达可替尼，三代药物有奥希替尼、阿美替尼、伏美替尼。医生根据药物疗效、毒性、可获得性和成本以及患者的经济情况等来选择合适的 EGFR-TKIs 药物。

间变性淋巴瘤激酶(anaplastic lymphoma kinase, ALK)融合基因发生率为3%～7%,存在ALK基因重排的患者通常为年轻且非吸烟者(或轻度吸烟者)的肺腺癌患者。ALK基因重排产生异常的ALK蛋白,导致细胞生长和扩散。ALK融合基因突变发生率比较低,且使用相应的靶向药可以获得更好的疗效和更长的生存期,因此ALK融合基因突变又被称为“钻石突变”。靶向异常的ALK蛋白的药物包括:一代克唑替尼,二代阿来替尼、塞瑞替尼、恩沙替尼(国产)、布加替尼,三代劳拉替尼。ALK抑制剂从第一代克唑替尼2011年上市,经过十多年的发展,目前已经是“三代同堂”。

大约2%的非小细胞肺癌患者存在c-ros肉瘤致癌因子:受体酪氨酸激酶即ROS1基因重排。靶向异常的ROS1蛋白的药物包括:克唑替尼、塞瑞替尼、劳拉替尼、恩曲替尼。ROS1重排将会成为继ALK之后第二个“黄金靶点”,近年来,ROS1通路研究进展迅猛,在新药不断研发、不断上市的背景下,ROS1重排NSCLC患者的生存数据将不断被刷新,中位的生存期有望接近或者超过五年,想必未来会有更多药物能够为国内患者带来福音。

BRAF基因是一种原癌基因,BRAF蛋白为RAS-RAF-MEK-ERK信号通路中上游调节因子,是激活参与细胞增殖和生存的相关基因。突变的BRAF蛋白增强了激酶的活性,其中具有致癌及治疗价值的是BRAF V600突变,主要包括V600E和V600K突变。BRAF突变率在1%～4%,主要为V600E突变。达拉非尼(Dabrafenib)对BRAF尤其是BRAF V600E有很高的抑制活性，联合 MEK 抑制剂曲美替尼用于 BRAF V600E 突变的肺癌患者。

间质上皮转化因子（MET）编码合成的蛋白 c-MET，是一种受体酪氨酸激酶。c-MET 通路正常表达时可促进组织的分化与修复，当表达或调节异常时则可促进肿瘤细胞的增殖与转移。MET 通路的异常激活主要包括 MET 14 外显子跳跃突变、MET 扩增、重排和 MET 蛋白过表达等。MET 高水平扩增和 14 外显子跳跃突变是 2 种可治疗的变异，在 NSCLC 患者中发生率约 5%。临床上的 MET 抑制剂包括卡博替尼、克唑替尼和赛沃替尼等。高度选择性的 MET 激酶抑制剂已经上市的有美国 FDA 批准的特泊替尼和卡马替尼，用于治疗 MET 14 外显子跳跃突变的 NSCLC。此外，目前处在临床试验的药物埃万妥单抗（Amivantamab）也用于治疗 MET 扩增，未来可期。

RET 基因位于 10 号染色体的长臂上，编码的 RET 蛋白为受体酪氨酸激酶。RET 基因融合是一种较为罕见的癌症驱动突变，非小细胞肺癌中占 1%～2%，此外，在甲状腺癌、结直肠癌、乳腺癌、胰腺癌等癌症中也观察到 RET 基因突变。目前 FDA 批准塞普替尼（Selpercatinib，LOXO-292）和普拉替尼（BLU-667）两款选择性 RET 抑制剂用于治疗成人转移性 RET 融合阳性 NSCLC。2021 年 3 月，普拉替尼在中国获批上市，用于既往接受过含铂化疗的 RET 基因融合阳性晚期非小细胞肺癌，成为国内首个获批上市的 RET 抑制剂。RET 抑制剂使肺癌患者受益，彰显了精准医学的力量，可以根据患者癌症的独特特征为患者匹配合适的靶向治疗。

RAS 基因是最早被发现的一种重要的致癌基因,其突变存在于约 30%的人类肿瘤中,是人类肿瘤最常见的致癌基因突变,KRAS 是 RAS 家族中的三个亚型之一。长期以来 KRAS 一直是精准治疗努力攻克的靶点,近年研究的不断深入为靶向 KRAS 治疗肿瘤提供了新的可能性。KRAS-G12C 突变指 KRAS 蛋白序列的第 12 个氨基酸,从正常的甘氨酸(代号为 G)突变成了半胱氨酸(代号为 C)。如此一个小小的变化,就让这个基因功能完全失控,导致细胞癌变。2021 年 5 月 29 日,美国食品和药物管理局(FDA)批准靶向抗癌药索托拉西布[Lumakras(sotorasib, AMG 510)]用于治疗先前已接受过至少一种系统疗法、经 FDA 批准的检测方法证实存在 KRAS G12C 突变、局部晚期或转移性非小细胞肺癌(NSCLC)成人患者,是首个被批准用于治疗携带 KRAS G12C 突变的局部晚期或转移性非小细胞肺癌患者的靶向疗法。继 G12C 之后,G12D 有望成为下一个被突破的 KRAS 突变亚型。

神经营养因子受体酪氨酸激酶(NTRK)基因融合是目前首个被发现并被认可的全癌种共发的可用药突变基因,由 NTRK 基因家族与其他基因融合所致,是一种罕见的靶点,在中国人群整体检出率也非常低,是名副其实的"罕见靶点"。人表皮生长因子受体 2(HER2, ERBB2)在 NSCLC 中的改变主要以酪氨酸激酶区第 20 号外显子框内非移码插入突变(exon 20 insertion, ex20ins)为主,占 NSCLC 的 1%~5%。在肺癌中靶向 HER2 的药物研发主要围绕 3 类结构展开:酪氨酸激酶抑制剂(TKI)、单克隆抗体联合细胞毒性药物、抗体偶联药。NTRK 融合、

HER2 突变 NSCLC 患者目前国内尚无获批药物，诸多药物正在临床试验中显示出不俗的疗效。

就目前药物尚未上市的基因突变位点，上海市胸科医院临床研究中心可以纳入一些特殊突变的患者进行新药临床研究。

为什么没有合适的基因突变医生还是给我用靶向治疗

因为还有一种靶向治疗可以给没有合适的基因突变的患者使用，那就是抗血管生成类靶向药。

目前肺癌靶向治疗主要分为两类：一是存在明确的有相应靶向药物的基因突变如前文所述 EGFR 敏感突变阳性、ALK 重排阳性、ROS1 重排阳性、BRAF V600E 突变阳性、MET 外显子 14 跳跃突变及扩增、RET 重排阳性等，二是进行抗肿瘤血管生成靶向治疗。抗肿瘤血管生成靶向药物主要作用是抑制肿瘤血管生成从而导致肿瘤缺氧坏死，可适用于所有人，前提是排除药物禁忌证如难以控制的高血压、大量蛋白尿、血栓等。随着我国抗血管生成药物的不断发展以及药物可及性的不断提高，抗血管生成药物作为晚期 NSCLC 患者不可或缺的治疗手段之一。目前已有 3 种抗血管生成药物在我国获批用于治疗晚期 NSCLC 患者，包括血管内皮生长因子(vascular endothelial growth factor, VEGF)抑制剂贝伐珠单抗、重组人血管内皮抑制素和小分子多靶点酪氨酸激酶抑制剂(tyrosine kinase inhibitor, TKI)安罗替尼。其中,重组人血管内皮抑制素是我国自主研发的第一个抗血管生成靶向药物,使现有肿瘤血管退化,同时抑制肿瘤新生血管生成,阻断肿瘤的营养供给,达到抑制肿瘤增殖或转移的目的,其在NSCLC治疗的疗效和安全性得到了众多临床试验确证。

贝伐珠单抗该药物是一种靶向血管内皮生长因子(VEGF)的单克隆抗体(一种人造的特定免疫系统蛋白),而VEGF是一种有助于新血管形成的蛋白质。贝伐珠单抗通常与化疗联合使用。如果患者药物使用疗效评估部分缓解或稳定控制中,则后期可进行贝伐珠单抗维持治疗,直到疾病进展,具体情境需医生判断。

盐酸安罗替尼是我国自主研发的靶向药,属于小分子多靶点的酪氨酸激酶抑制剂,具有抗肿瘤血管生成和抑制肿瘤生长的作用。盐酸安罗替尼适应证为既往至少接受过两种系统化疗以后出现进展或复发的局部晚期患者、转移性非小细胞肺癌患者。随着3种抗血管生成药物在我国陆续获批用于晚期NSCLC患者,这类药物在我国肺癌临床已实际应用了多年,积累了丰富的经验。

靶向治疗有没有不良反应

不是,靶向治疗也会有不良反应。

抗肿瘤药物在杀伤肿瘤的同时,或多或少地会出现一些不良反应,可能影响患者的生活质量,严重者需要停药。靶向药不良反应出现与否与患者的个体差异性也有关。化疗常见的不良反应有消化道反应，如恶心、呕吐、腹泻、便秘，还有骨髓抑制，脱发，免疫力低下等。靶向治疗相较于化疗则没有那么明显的不良反应，主要是腹泻、皮疹、甲沟炎、肝肾功能损害等。不同种类的靶向药有不同类型的不良反应。我们在下面总结了常见靶向药物可能会出现的一些不良反应，希望使患者能更从容面对这些不良反应，从而提高治疗效果和生活质量，当然具体需根据医生诊疗进行相关治疗行为。

EGFR 抑制剂的常见不良反应包括腹泻、口腔溃疡、皮疹、甲沟炎、肝功能损害等。服用 EGFR 靶向药患者最容易出现皮疹，皮疹越重往往预示着它的疗效越好。大部分患者可能出现口腔溃疡、腹泻、甲沟炎这样一些不良反应，若比较轻，则不需要停靶向药，根据医师指令辅助用针对副作用的药物即可。

ALK 抑制剂的常见不良反应包括恶心和呕吐、视力变化、腹泻、便秘、疲劳。

靶向 ROS1 基因改变的药物的常见不良反应包括头晕、腹泻、便秘、疲劳、视力改变、肝损伤、神经损伤(周围神经病变)等。

BRAF 抑制剂的常见的不良反应包括皮肤增厚、皮疹、瘙痒、对光敏感、关节疼痛、疲劳、脱发、恶心和腹泻等。在药物治疗期间，部分患者可能对光更为敏感，因此做好防护十分重要，使用防晒霜或者穿上覆盖皮肤的衣服等。

RET 抑制剂的常见不良反应包括口干、腹泻或便秘、高血压、皮疹、白细胞或血小板计数低、肝损伤等。

MET 抑制剂的常见不良反应包括周围水肿、恶心或呕吐、疲乏、便秘或腹泻、特定血液检查指标的改变。

靶向 NTRK 基因改变的药物的常见的不良反应包括疲劳、恶心、呕吐、便秘、体重增加，以及腹泻等。

抗肿瘤血管生成抑制剂的常见不良反应包括：对血压的影响如高血压、蛋白尿、血栓栓塞形成风险、皮肤瘙痒、口腔溃疡、出血、腹泻等。具体的治疗是否适用抗肿瘤血管生成抑制剂，以及如何面对药物不良反应的问题，需与医生进行详细的沟通交流。无论使用何种靶向治疗药物，医生会为患者制定药物疗效评估及副作用监测的相关检验检查计划，病友们只需细心记录、反馈药物治疗期间相关不良反应事件，遵从医嘱。如有不适，及时就诊即可。

靶向治疗耐药了还有其他办法吗

靶向药物耐药后，不是无药可用，还有许多办法。

首先，需要患者明确是何种形式的耐药。如果患者为缓慢耐药，如患者在服用靶向药的过程中，肿瘤大小没变化但标志物升高，或者肿瘤慢慢增大但没达到疾病进展的标准。此时，患者此时可不着急换药，但需要密切随访。而有一部分患者对于靶病灶控制得很好，但是发现有其他部位的局部转移，如脑转移、骨转移或者其他器官的转移。对于这一类患者，推荐在原有靶向药物治疗的基础上加一个转移灶的局部治疗。

对于另一部分复查时发现明显进展的患者，如原发肿瘤明显增大,肿瘤标志物升高,全身多处出现转移灶进展。这时,原先使用的靶向治疗已经没有办法满足控制患者病情的要求了,推荐有条件的患者行病理活检。如果患者的一般情况较差,无法耐受二次活检或者患者本身抗拒二次活检的情况下,可以推荐采取液体活检如抽外周血的方式进行耐药基因检测。对于靶向耐药的患者而言,如果想解决耐药问题,首先需要明确其耐药机制。在明确耐药机制的基础上,寻求解决耐药的办法。耐药基因检测有助于患者发现潜在靶点,探索疗效更佳的治疗新策略,从基因层面寻找克服耐药的途径。

接下来简单介绍下临床上常见的几种靶向药的耐药机制及解决办法。

1. EGFR 基因突变

EGFR 基因突变在我国的肺腺癌患者中约占 40%以上,尤其在女性、非吸烟患者中突变比例更高。对于携带常见的 EGFR 敏感突变如 19exon 缺失突变或 21L858R 点突变的患者而言,如果患者一线使用的是一代或二代 EGFR-TKI 药物,可以在明确耐药后进行病理再活检,如果发现 EGFR-T790M 突变,可以使用第三代靶向药物。

如果患者一开始使用的就是第三代靶向药物,那么,根据耐药机制的不同,针对三代 EGFR-TKI 耐药的处理措施亦不同。如患者为 C797S 突变导致的耐药,则根据其具体的结构不同应对策略可分成三类。首先,当 C797S 和 T790M 突变为顺式结构时,则对第一到第三代 EGFR-TKIs 均耐药,因此后续需要寻找新的治疗方案。当 C797S 和 T790M 突变为反式结构时,患者对第三代 EGFR-TKIs 耐药,但对第一代和第三代 EGFR-TKIs 联合治疗敏感,可作为其三代耐药后的治疗策略。当具有 19del/C797S 突变且不伴有 T790M 突变时对第三代 TKIs 耐药,但对一代 EGFR-TKI 吉非替尼或二代 EGFR-TKI 阿法替尼保持敏感。若患者为 EGFR 非依赖性机制导致的获得性耐药,则第三代 EGFR-TKIs 联合特定的获得性耐药机制的通路抑制剂是可以考虑的后续治疗方案。

2. ALK 基因突变

ALK 基因融因其对 ALK 抑制剂卓越的疗效通常被称为"钻石突变",占 NSCLC 患者的 3%～5%。ALK 抑制剂的耐药机制主要分成药理学耐药和生物学耐药。药理学耐药顾名思义就是药物本身的药代动力学因素引起的耐药,如一代 ALK-TKI 克唑替尼由于受到血脑屏障的限制而入脑困难,引起脑部局部进展,发生耐药。生理学耐药主要包括 ALK 依赖的耐药机制和非 ALK 依赖的耐药机制。ALK 依赖的耐药机制如 ALK 拷贝数增加、ALK 激酶域二次突变(一代 ALK-TKI 常见突变位点有 G1269A、F1174X、L1196M、G1202R;二代 ALK-TKI 常见突变位点有 G1202R、F1174C)。非 ALK 依赖的耐药机制包括细胞内旁路激活/下游通路活化(包括 EGFR 突变、KRAS 突变、c-KIT扩增等)以及组织学类型转化。目前针对耐药发生后,建议有条件的患者行二次活检进行二代测序检测耐药基因,在明确耐药基因的基础上决定下一步的治疗措施。如果经基因检测发现,耐药机制是旁路激活或者下游通路活化,如有可针对的靶点,则首选靶向治疗;如无针对的靶点,后线治疗可考虑化疗、化疗联合抗血管生成药物、化疗联合免疫治疗等；如果耐药机制是组织学类型转化，可以根据病理类型选择化疗，或者相应的对症治疗。

综上所述，服用靶向治疗耐药的患者，我们鼓励他们接受二次活检，在明确耐药机制的基础上决定下一步的治疗方案，从而设计个体化的精准治疗，达到延长生存的目的。

手术做完了医生为什么让我吃靶向药

可以预防复发转移等情况。

在肺癌中，约 30%的患者在初诊时为可切除的早中期 NSCLC。那么，这些患者在接受手术治疗后是不是就可以不需要其他任何治疗了呢？答案是不一定。

肺癌手术后我们除了关心患者的身体恢复，更需要远期关注的就是是否有复发的情况。有机会接受手术的早中期的患者中，仍有部分的患者会出现短期内的复发转移，过去我们通过术后辅助化疗的方式来预防术后复发，但现在的研究显示：这些患者在携带 EGFR 敏感突变的情况下，术后服用靶向治疗可以明显降低短期内的复发和死亡风险。因此，对于手术后携带 EGFR 敏感突变的部分患者，医生会推荐服用靶向药物。

临床试验数据显示，在早中期的 EGFR 敏感突变阳性患者中，奥希替尼可以显著延长患者的无病生存期。另外，鉴于奥希替尼可以显著降低远处复发的风险，目前已作为Ⅱ-ⅢA 期

EGFR 突变阳性患者术后标准辅助治疗方案。EGFR-TKI 既可以单药治疗，也可以结合辅助化疗进行序贯治疗，具体方案需要临床医生结合患者具体情况选择。EGFR-TKI 靶向治疗开始的时机是术后 10 周内。如果已经接受了辅助化疗，则可以在术后 26 周内开始奥希替尼治疗。一般 EGFR-TKI 靶向治疗的持续时间需要在 2 年以上。

综合来看，含铂双药化疗依然是辅助治疗的基石。对于携带 EGFR 敏感突变的患者而言，靶向治疗是另一种可选择的术后辅助治疗手段，可进一步改善预后。

靶向治疗可以和化疗、放疗一起吗

可以。

NSCLC 晚期患者可以一边吃靶向药，一边做化疗或者放疗吗？这是临床上患者或患者家属常常会问到的问题。靶向联合放化疗自然是希望能达到 1+1 大于 2 的治疗效果，从而使治疗效果达到最大化。在目前的肺癌治疗指南中，并没有做出这方面的推荐。对于具有可治疗驱动基因突变的患者仍然是建议口服靶向药物治疗。靶向药虽然常见的不良反应不大，但许多患者仍有皮疹、乏力、便秘、手足综合征、蛋白尿等不良反应，甚至有的患者在口服靶向药后会出现严重的不良反应导致停药。所以，在回答是否可以一边吃靶向药，一边做化疗或者放疗这个问题时，主要需要考虑两点。第一，患者单用靶向药物疗效如何，是否已经足够控制病情？第二，两者联合治疗的不良反应患者是否可以耐受？

曾经也有一些临床研究探索了靶向联合化疗是否较单用靶向更有效。早前日本的NEJ009试验结果显示，与单用易瑞沙相比，联合化疗治疗组的客观缓解率、无进展生存期、总生存期均更优秀，不良反应较大但在可接受的范围内(65.3% vs. 31.0%)。国内的一项Ⅱ期临床研究显示相比单用易瑞沙，化疗联合靶向治疗的无进展生存期提高了5个月。靶向联合化疗是否真的优于单用靶向药，目前仍处于研究阶段，还需要更多的临床试验，更多的循证医学的证据。

化疗药物和靶向药物并没有配伍禁忌，但是否联合的效果更优则需要进一步的循证医学证据来论证。对于一般情况较好的EGFR敏感突变患者，也可以使用靶向药物联合化疗，可能在一定程度上可以延缓靶向药的耐药。

（胡　芳，彭　金）

肺癌的免疫治疗

从免疫的角度看待肿瘤，我们可以对肿瘤有新的认识。肿瘤患者的免疫系统往往出现异常，免疫治疗的根本其实是让患者的免疫系统“正常化”，通过特殊的作用机制，改善或恢复人体的免疫系统识别杀伤癌细胞的功能，增强对抗癌细胞的天然防御能力。所以，免疫疗法和传统的手术、靶向、放化疗治疗本质不同，它不是直接作用于癌细胞，而是调动体内能识别肿瘤的免疫细胞，使“罢工”的免疫系统重新运作起来。因此，治疗的反应、肿瘤的应答、产生的不良反应都和传统的抗肿瘤治疗并不相同。

什么是免疫治疗

免疫疗法，顾名思义，这种疗法和人体的“免疫系统”有关，通俗地讲，免疫疗法是通过特殊的作用机制，改善或恢复人体的免疫系统识别杀伤癌细胞的功能，增强对抗癌细胞的天然防御能力。所以，免疫疗法和传统的手术、靶向、放化疗治疗本质不同，它不是直接杀死癌细胞，而是调动体内能识别肿瘤的免疫细胞，提高人体内的免疫系统作战能力，靠它们来间接杀灭和控制癌症，不良反应小，治疗效果也很好。

目前所说的免疫治疗主要包括以下几类药物和疗法。

(1) 细胞因子药物。细胞因子就是免疫细胞活化以后产生的一些有效的成分。这些成分能够在免疫系统中起到活化免疫细胞的作用,例如我们在临床上用的白细胞介素-2、γ-干扰素以及胸腺素等都属于这一类物质——通过制药的工艺纯化制造出成品给肿瘤患者使用。但是这些细胞因子类药物半衰期都非常短,所以到目前为止这些药物并没有成为治疗肿瘤的主力军。

(2) 抗体药物。治疗肿瘤的抗体药物有很多种,如治疗B细胞淋巴瘤的美罗华(利妥昔单抗),治疗结肠癌的贝伐珠单抗等,它们是通过识别肿瘤上相对特异标志,进而激活免疫系统中的杀伤性细胞或者补体把肿瘤消灭。这是绝大多数抗体药物治疗肿瘤的原理。近期最热门的抗肿瘤明星药PD-1单抗也属于抗体药物,但PD-1单抗和其他抗体药物作用机理完全不一样。

(3) 细胞疗法。在我们人体中有很多种抗肿瘤的细胞成分,现在临床上免疫细胞治疗技术历经了三十几年的发展,发明了很多免疫细胞治疗技术,像早期的LAK细胞(淋巴因子激活的杀伤细胞)、TIL细胞(肿瘤浸润性淋巴细胞),以及之前国内比较盛行的CIK细胞(细胞因子诱导的杀伤性细胞)。除了CIK细胞治疗,还有DC细胞治疗、NKT细胞治疗,这些治疗方法大同小异,都是通过把患者或健康人血液中有效的淋巴细胞分离出来,再通过不同的营养物质让其有效抗肿瘤成分不断地发展壮大到一定的数量后,将它收集回输给患者,所以又叫免疫细胞过继回输。近两年还有一个非常热门的细胞治疗的方法叫CAR-T技术,简单来说它就是一个人工制造的杀伤性细胞。我们知道细胞杀伤的时候，它要能够找到肿瘤的靶标，但在人体的免疫系统当中能够精确识别肿瘤的这种靶细胞还是非常少的，所以科学家就考虑能不能给这些杀伤细胞装上一双“眼睛”、装上一根“天线”让它更准确识别肿瘤细胞，这样提高了杀伤的准确性和效率都。于是，科学家们把能够识别B细胞的抗体或者是TCR基因的蛋白装到杀伤性细胞上来治疗难治型的淋巴瘤，并且通过临床试验大获成功，所以CAR-T技术目前成为细胞治疗的一个很重要的分支。

免疫治疗是用来增加抵抗力的吗

不完全正确。

我们通常所说的免疫系统，它是人体抵御病原微生物侵犯的最重要的保卫系统。免疫系统是机体防御病原体入侵的最有效武器，具有识别和排除抗原性异物，与机体其他系统相互协调，共同维持机体内环境稳态和生理平衡的功能。

机体的免疫系统能够区分“自我”和“非我”，就如正义的化身，每时每刻都在保护机体，免受“邪恶”力量的攻击。邪恶势力是指外来的细菌、病毒等病原以及体内发生基因突变的肿瘤细胞。正如当免疫力不足、下降时，人们就会感冒、发热等，同样，识别异常细胞的能力下降时，癌细胞就会躲过免疫系统的攻击疯长，逐渐长成肿瘤。

因此，增加抵抗力应该是一个宽泛的概念，而这里所说的免疫治疗是一种针对性的抗肿瘤治疗。每一种免疫药物和疗法的研发和上市，以及作用人群都是通过严谨的科学试验来确定的。也是目前极先进的治疗肿瘤的方式之一。

是不是所有人都能接受免疫治疗

并不是。

免疫检查点的药物在肺癌早期肿瘤，还有局部晚期肿瘤和晚期肿瘤，都做了大量的临床试验。

对于早期患者，免疫治疗可用于术前新辅助治疗，也可用于术后辅助治疗。在不可手术的局部晚期患者中，同步放化疗以后，可继续用免疫药物进行维持治疗。已经出现远处转移失去手术机会的驱动基因阴性的非小细胞肺癌 NSCLC 患者，可以使用免疫治疗。但是，如果伴有驱动基因阳性，有机会吃靶向药物，不适合做免疫治疗。小细胞肺癌 SCLC 也是免疫治疗的适应证：小细胞肺癌分为局限期和广泛期，目前免疫药物主要还是用于广泛期的小细胞肺癌。

根据以上适应证，如果肺癌患者决定做免疫治疗，就需要先做基因测序。其中，EGFR、ALK、ROS1 三个驱动基因突变频率在肺癌中较高，也有相应的靶向药物可以治疗，针对这些驱动基因阳性的患者，免疫治疗不能起到很好的效果。另外，预测免疫治疗是否有效的检测如肿瘤突变负荷和 PD-L1 水平的检测结果并不是是否使用免疫治疗的决定性指标，具体需要临床医生根据患者的情况综合评估是否使用免疫治疗。

免疫治疗和其他抗肿瘤治疗能不能联合使用

可以。

免疫治疗作为目前最新出现的肺癌治疗方法,已经展现出了巨大的治疗价值,但是免疫治疗药物的作用机制决定了它的起效方式和我们以前的治疗肿瘤的方式大相径庭。直到现在,仍有大量的临床研究正在探索免疫治疗联合其他治疗方案的价值和可行性。接下来介绍一些最新的关于免疫联合其他治疗方案的研究。供大家参考。

1. 与化疗联合使用

免疫治疗应用最广泛的人群是晚期肺癌的患者。在药物刚开始应用到临床时,是用于晚期肺癌一线化疗失败的患者的,对患者的生存期和生活质量起到了良好的改善,后来人们在开始将这类药物推动到初治患者中。并和一线化疗联用。对于驱动基因阴性的患者,一线化疗联合免疫治疗相比单纯化疗可以显著提高疗效,延长患者的生存时间。值得注意的是,免疫治疗联合化疗不仅可以适用于非小细胞肺癌,对于小细胞肺癌的患者同样适用。这是小细胞癌近 20 年来尚未突破的治疗进步。

目前已经上市的免疫药物非常多,不仅有进口药物,也有国产药物,而且针对相应的肿瘤类型,不少药物已经纳入医保。免疫治疗对于普通人来说价格上不再是遥不可及了。

2. 与放疗联合使用

目前针对不可切除的Ⅲ期肺癌患者，免疫治疗联合化放疗方案已经被写入指南。研究显示，将免疫治疗添加到联合放化疗中，可以获得令人惊喜的生存获益。同时，不同 PD-L1 表达水平的患者均能从该联合治疗中获益。目前指南推荐的免疫治疗的介入时间是在同步放化疗后作为巩固维持治疗。

3. 联合手术

目前指南中尚没有手术后使用免疫治疗作为辅助治疗的方案，但是对于无法完全切除的部分中期肺癌患者，可以先接受化疗联合免疫治疗，缩小肿瘤负荷，获得手术机会后，再行手术。这种治疗方案被称为新辅助免疫治疗法。这种治疗方法不仅让原本没有机会手术的患者获得手术机会，同时也大大减少了术后复发的概率。但是由于这种治疗方案适用的患者不容易鉴别，因此需要专业的医疗机构对患者的治疗方案进行全面的规划。

免疫治疗有什么不良反应

肺癌免疫治疗不同于寻常治疗，在不良反应方面有一定的特殊性。常见不良反应可以发生在全身各系统，这里我们所说的免疫治疗主要是指 PD-1 和 PD-L1 抑制剂类的药物。此类免疫治疗最常见不良反应分成以下几方面。

(1) 皮肤系统不良反应：这部分反应是免疫治疗中最常见也是最早发生，主要表现为皮疹、瘙痒，极少数严重的病例可能会出现大疱性皮炎，甚至是坏死和剥脱性皮炎。一般而言，皮肤不良反应不影响用药，只需局部对症处理。但是皮肤反应严重时也可能致命，因此同样需要积极观察患者皮肤的变化情况。

此外一些特殊的药物会出现特殊的不良反应，如有一种免疫药物使用后大约有一半以上的患者会出现“红痣”，也就是血管瘤，如果血管瘤面积很大，或者破溃出血，需要特殊处理后才能继续用药。

(2) 免疫相关性肺炎：免疫相关性肺炎是危险性较高的不良反应，如反应持续，可能引起死亡，症状包括咳嗽、胸痛、缺氧、呼吸困难、急性呼吸窘迫综合征。如果应用免疫治疗的患者出现严重的呼吸困难，一定要及时就诊，及时干预。

(3) 内分泌系统不良反应：主要包括甲状腺功能减退、甲状腺功能亢进、垂体炎以及肾上腺功能减退、高血糖。症状包括疲劳、头痛、精神状态改变、腹痛、异常的排便习惯、低血压、低血糖等。因此每次用药前医生会给患者进行内分泌相关指标的检查。一旦出现异常可以及时干预。

(4) 胃肠道反应：是免疫治疗中极常见的不良反应之一，症状包括腹痛、腹泻、便血及腹膜刺激征，有部分患者会发展成较为严重的结肠炎。需要停药并及时用药纠正水电解质失衡。

(5) 肝脏毒性：免疫性肝炎的临床表现为黄疸、恶心、乏力、发热等。实验室检查可能会出现丙氨酸转移酶(ALT)、天冬氨酸转移酶(AST)及总胆红素的升高。因此治疗前需要常规进行肝功能检查,在每个治疗周期前检测血清转氨酶和胆红素水平以评估肝功能是否受损。

(6) 罕见的免疫相关毒性

① 神经系统毒性:重症肌无力、格林—巴利综合征、周围神经病变、无菌性脑膜炎、横贯性脊髓炎。不良反应率<1%。

② 肾毒性:肾功能损害或免疫相关肾炎发生率约为1%。

③ 胰腺炎:发生率<1%。

④ 其他:心血管毒性、血小板减少症、甲型血友病、结节病等。

综上所述,由于免疫治疗属于全身、全系统的治疗,往往不良反应也表现得五花八门。虽然免疫治疗相关不良反应严重程度较轻微,但临床中少部分患者出现较严重,甚至会出现致死性的免疫相关不良反应。因此在接受免疫治疗过程中,一定要认真定期复查,在发现问题后及时停药,对不良反应进行治疗。

那么如果出现了不良反应停用了免疫治疗,不良反应好转后是否可以重启免疫治疗呢?这取决于以下三个因素。

1. 看不良反应发生的器官

免疫治疗不良反应可以引起身体各器官受损,包括心肝肾等重要器官。如果发生不太影响预期寿命造成器官受损的不良反应时,免疫治疗可以继续进行,比如皮肤毒性,包括皮疹、脱屑等,即便是发生了三级不良反应,经过处理后,部分患者完全可以免疫治疗重启。此外甲状腺的不良反应,往往在短期内出现一个甲亢或甲减。对于甲减的患者,会采取激素的替代治疗。基本上,类似内分泌系统的异常,很少影响药物的使用。但是如果不良反应是发生在心肝肾，比如造成心肌炎、肾炎、肝炎，甚至脑炎，即便是一级轻度不良反应，处理完以后可能也不会再考虑重启免疫治疗。如果免疫性的心肌炎严重到三级以上肯定是要终身停药，不能再用。

2. 看不良反应发生的级别

不良反应判断级别包括一、二、三级，依次严重。一般来说，一级可以继续用药并进行密切观察；二级总体来说要暂时停药，给予积极处理，如果可以降到一级以下，可以继续用药。但有些器官毒性发生三级，如提到的心肌炎，免疫相关性的肺炎，就不再使用。

3. 参考免疫治疗的疗效

如果发生不良反应，经过疗效评估以后发现，疾病呈现进展趋势，不管是一级还是二级，肯定不能再用。因为除了出现不良反应外，从疗效评估上又没有效果。另外一种情况是疾病稳定，病灶有缩小，但缩小的幅度不很明显，这部分患者不良反应控制以后，应该要最大限度地争取重启，他们继续用药以后很可能可以获得一个疾病的缓解。如果免疫药物用了以后效果非常好，肿瘤体积有明显缩小，但是出现了二、三级的不良反应，重启以后风险比较大，这部分患者可以不急着重启。先多加观察，等疾病开始有所复发或进展趋势，我们再重启。

所以医生要根据不同的患者，给予不同的处理，主要还是评估重启以后的风险和获益。另外，药物在疗效评估有效的情况下，重启免疫治疗应该继续使用同一种药物，如果是疾病进展，再次重启免疫治疗就需要换药。

关于免疫治疗我们还需要知道些什么

1. 接受免疫治疗时哪些药物不建议一起使用?

在接受免疫治疗的过程中,有几类药物可能会影响免疫药物的代谢或降低免疫治疗的疗效。如抗生素、激素、抗凝药以及一些特定的中药。因此,在接受免疫治疗时,应告知医生同时自行服用的药物,那些需要暂时停药的需要遵照医嘱执行。

2. 我使用了免疫治疗,复查肿块并没有缩小反而增大,但是我的状态比以前好了,是怎么回事呢?

在免疫治疗中,其实我们使用的药物并不是直接作用于肿瘤的,而是作用在身体的免疫系统上,如果人体的免疫系统出现应答,产生免疫细胞对抗肿瘤的话,在影像上,肿块周围就可能出现免疫细胞聚集,体现出的表现就是肿块的"占地免疫"反而增大了。但其实,患者的身体出现了对抗肿瘤的应答,肿瘤的实力削弱,患者反而觉得身体状态比之前好。这就是"假性进展"。

一般出现"假性进展"后,如果持续用药,可能经过1~2个周期后,肿瘤就会在影像上出现缩小的情况。但是,评估是否为假性进展,需要专业的医生综合分析才能得出结论。因此,在使用免疫治疗的过程中,定期随访、定期复查很重要。

3. 如果有患者大部分其他治疗已经失效,可以用没有加入适应证的免疫治疗吗?

对于肺癌的治疗,如果多种治疗方案耐药或无效,那么后面的治疗方案被称为“后线治疗”。指南规定，在后线治疗的选择上，优先参与临床研究。这里的临床研究所采用的药物往往是处于研究阶段尚未进入临床的新药，或者已经进入临床但没有加入适应证的药物。这种情况下使用超指征药物，是不违反任何规定的。以前在免疫治疗尚未进入临床前，很多患者通过临床试验获益。

但是需要注意的是，只有在医生的评估和指导下，才能接受这些“非常规”治疗。

（李雨婧，熊安宁）

肺癌的介入治疗

肺癌的介入治疗,是通过一些介入工具,用微创的手段直接到达肿瘤内部或周围,对肺癌进行治疗的一种方式。由于治疗需要借助一些高科技工具,同时也对操作人员有很高的技术要求,因此,并不是所有基层医院都可以开展的。但对于一些无法接受手术或通过药物治疗疗效不佳或是需要通过直接干预控制肿瘤解除梗阻的患者来说,介入治疗无疑可以为患者打开一条新的治疗之路。

什么是肺部介入治疗

肺部介入治疗一般是指以内窥镜、导管、穿刺针等作为介入工具,通过微创的方法处理肺部疾病的治疗手段,常用的治疗方法包括经皮穿刺的介入治疗、内镜下的介入治疗以及肺血管介入治疗等。以下将主要围绕肺癌的介入治疗展开。

(1) 肺癌的经皮介入治疗:肺癌经皮介入治疗是一种有创的局部治疗方式,通常是在CT或B超的引导之下将穿刺针经皮穿刺到肿瘤部位,然后通过热能量或冷冻的方式来杀灭癌细胞,最终达到治疗肺癌的目的。肺癌的经皮介入治疗技术包括经皮消融技术,包括射频消融(RFA)、微波消融(MWA)、冷冻消融术、高强度聚焦超声治疗(HIFU)等,经皮化学消融技术,碘 125 粒子植入等。

(2) 肺癌的内镜介入治疗:支气管镜下的介入治疗是指利用呼吸内镜对气管及支气管的病变进行治疗的技术,呼吸内镜包括可弯曲电子支气管镜、硬质支气管镜、内科胸腔镜等,肺癌的内镜介入治疗涉及的主要技术如下。

① 消融技术:通过热或冷消融使肿瘤组织坏死、碳化甚至汽化,达到祛除病灶的目的;

② 机械性切除术:通过硬质镜、光镜的前端直接切除肿瘤或部分肿瘤,或通过硬质镜下较大的活检钳直接钳取肿瘤,以达到快速通畅气道的目的;

③ 气道扩张技术:主要有 3 种扩张气道的方法,包括高压球囊扩张、硬质支气管镜体的机械扩张和支架植入;

④ 经支气管镜放射粒子植入;

⑤ 胸膜粘连术。

(3) 肺癌的经血管介入治疗:经血管介入治疗是指局麻下经皮穿刺插入导管至肺癌的供血动脉,然后经过导管灌注化疗药物,或者是进行血管内栓塞剂栓塞。前者可以使得局部的肺癌肿瘤组织接受高浓度的化疗药物,以达到增强抗肿瘤效果,并且降低全身药物不良反应的目的。而后者可以栓塞肺癌的供血血管,使得肿瘤失去的血液营养,从而控制肿瘤的生长。随着肿瘤介入治疗的开展和研究,经血管介入治疗已逐步应用于临床,成为肺癌非手术治疗的常用方法之一。肺部有支气管动脉和肺动脉两套血供系统,支气管动脉为营养血管,负责支气管、肺的营养供应;肺动脉为功能血管,负责气体交换,两者均可能参与肺部肿瘤供血。因此,肺癌的经血管介入治疗分为经体动脉介入治疗和经肺动脉介入治疗。

肺部介入治疗为呼吸系统疾病提供了一种新的治疗思路,相对来讲创伤较小,疗效也比较肯定。对于某些身体素质较弱,不能够耐受手术治疗的患者,肺介入治疗也可以在一定程度上控制病情的进展。但是肺介入治疗并不能替代传统的治疗方法,而是应该根据患者的个人情况,权衡利弊后进行选择。

哪些患者适合介入治疗

随着介入肺脏病学技术的发展,肺部介入治疗的应用范围日益扩展,但其并非适用于所有肺癌患者,以下罗列了部分肺癌介入治疗的适应证及禁忌证。

1. 适合接受肺癌介入治疗的患者

(1) 因合并心肺功能差等基础疾病或年龄太大等特殊原因无法进行外科手术的早期肺癌患者,病灶大小≤3 cm 者,可进行治愈性消融;

(2) 肺部原发病灶控制良好,但存在转移灶且数量低于限制的中晚期患者,病灶大小≤3 cm 者,可对转移灶进行治愈性消融,尽可能延长治疗维持时间;

(3) 原发肿瘤>3 cm 且不能手术的肺癌患者,或转移瘤数量及大小超出治愈性消融限制的肺癌患者,可进行姑息性消融,尽可能地让肿瘤局部坏死,或通过多针、多次消融尽可能地杀死

肿瘤,达到减瘤目的;

(4) 原发肺癌术后复发的患者,或各种治疗耐药进展或复发的肺癌患者,可进行姑息性消融,尽可能达到减瘤、缩瘤的目的;

(5) 局部肋骨、椎体骨转移难治性疼痛的肺癌患者,可以进行冷冻消融治疗,同时减轻骨痛;

(6) 外科手术有难度的肺癌,术前进行介入治疗,以短期缩小肿瘤后进行外科手术治疗以减少手术难度并提高疗效;

(7) 肺癌合并咯血者,可行经血管灌注+栓塞术,达到抗肿瘤和止血的双重疗效;

(8) 不能耐受全身静脉化疗的患者,特别是老年肺癌患者,可通过经血管介入治疗或直接注射给药。

2. 不适合接受肺癌介入治疗的患者

(1) 全身情况差或心、肺、肝肾功能衰竭,无法耐受治疗者;

(2) 合并严重的心肺疾病,治疗可能加重病情或造成死亡者;

(3) 高热、严重感染或白细胞计数明显低下;

(4) 严重出血倾向和碘过敏等血管造影禁忌。

需要注意的是,以上罗列的适应证和禁忌证的掌握均为相对性而言,需视患者病情、预后、医者的经验和具体的治疗技术手段及条件而定,根据治疗目的选择个体化的介入治疗手段。

介入治疗有哪些方法

部分不适合手术切除或拒绝手术的早期肺癌患者,采用合适的介入治疗手段,也可达到根治效果。肺癌根据发生位置不同分为中央型和周围型。其中,中央型肺癌是指发生在段支气管以上至主支气管的肿瘤,而周围型肺癌是指发生在段支气管以下的肺癌。中央型肺癌的患者常用的治疗手段包括冷冻、热消融(高频电刀、氩等离子体凝固术、激光、微波、射频等)、光动力治疗、近距离放疗、内支架置入、黏膜下或瘤体内药物注射等。而对于腔外的肿瘤则可在影像引导下经皮穿刺行血管介入治疗、氩氦刀、射频、微波、放射性粒子植入等。周围型肺癌主要采取经皮穿刺或经支气管镜的消融治疗(射频、微波、冷冻消融等)、胸腔镜治疗、局部放射性粒子植入等治疗手段。

(1) 高频电刀:通过变频变压设备,使低频电流经变频变压、功率放大,转换为频率 400～1 000 Hz、电压为几千甚至上万伏的高频电流。这样的高频电流产生的瞬时高热效应可以在人体组织中产生切割和凝血作用,从而达到治疗目的,且不会造成电击损伤。高频电刀可用于各类无法进行手术治疗的气管、支气管管腔内的良恶性病变。

(2) 氩等离子体凝固术(APC):APC 的工作原理是通过电离氩气流(氩等离子)把高频电流的热效应传到相应的组织上,通过单极技术,使其从高频输出电极均匀流向组织,以非直接接触方式集中于与之最接近的 1 个点上,引起局部高温凝固效应,使组织失活和止血,产生治疗效应。APC 治疗是气道内实体肿瘤治疗的一种有效方式,能完全去除或缩小瘤体,从而解除或缓解气道阻塞,且凝固深度有限,不易造成气道穿孔。此外,APC 对支架置入后肿瘤复发或肉芽肿形成也有很好的治疗效果,能很快去除阻塞的病变,畅通气道,使支架继续发挥有效地作用。

(3) 激光:1976 年,拉福雷(Laforet)等人首先报道经纤维支气管镜引导气管内激光切除气道肿瘤后,相继有多种激光应用于呼吸系统疾病的治疗。这些激光功率大,组织穿透性强,其能量高度集中,能准确地定位于病变部位,并能通过屈曲自如的导光纤维传送。目前,在气管内疾病治疗中应用最多的是(钇铝石榴石 YAG)激光和(掺钕钇铝石榴石 Nd:YAG)激光。激光治疗原理主要是利用激光的热效应,在激光束直接辐照下,几毫秒可使生物组织的局部温度高达 200～1 000 ℃,使受照射组织出现凝固坏死、汽化或炭化而达到清除病变的目的。另外,激光也是一种电磁波,因此突然产生电磁场效应可使组织离化和核分解。激光治疗和高频电刀、APC 类似,能迅速去除局部病灶、解除腔内阻塞,从而改善通气。

(4) 射频消融(RFA):RFA 的治疗原理是由射频发生器产生高频电流由插入病灶内的有源电极移动至放置在患者身上的分散电极,该分散电极产生热量并凝固组织。肿瘤内＞60 ℃的高温可以使蛋白质变性和凝固性坏死导致细胞死亡。因此,RFA 手术过程中会损坏一些病灶周围的正常组织。然而由于空气对热能有绝缘效果,可以部分保护正常的肺组织。

当然,当肿瘤附近存在大血管时,RFA 的"散热效应"在某种程度上可能反而妨碍该技术的实际应用。研究表明直径＞3 mm 且与肿瘤密切相关的血管由于与相邻循环的热对流而减少了射频消融术传递到病灶的能量,因此限制了特定目标区域的射频消融术利用。目前,RFA 治疗早期肺癌已应用于临床实践,大量研究已经证实了其治疗的疗效。

(5) 微波消融术(MWA):MWA 同样是一种基于热疗的疗法,与射频消融相比不同的是,微波探针在 300 MHz 到 300 GHz 的微波频率范围内产生椭圆形电磁场,电磁场的振荡导致水分子改变其运动方向,水分子的运动通过介电损耗使周围组织温度升高(>60 ℃)进而产生凝固性坏死。由于微波可以通过不同组织连续和均匀地传递热量,没有射频消融的散热效应,所以 MWA 能够产生更大、可预测的消融区域。当然,微波装置产生的消融区的大小和形状受到多种因素的影响,如电磁频率、天线的冷却系统、功率设定和总消融时间等。因此,不同微波装置治疗周围型肺癌的消融区范围可能有不同大小。目前,微波消融术治疗也已应用于临床实践治疗早期肺癌,其安全性和疗效也得到了证实。

(6) 冷冻消融:冷冻消融利用低温及 Joules-Thompson 效应,通过交替的冻融循环导致细胞死亡。快速冷冻导致细胞内和细胞外形成冰晶,导致细胞损伤。另外,随着解冻,内皮损伤增加毛细血管通透性,导致水肿、血小板聚集和血栓形成,进而导致缺氧组织损伤和凝固性坏死。冷冻消融还可以导致免疫反应,肿瘤特异性 T 细胞和自然杀伤细胞活性增加,这可能具有抗肿瘤作用。成功的消融通常需要冷冻区在影像学指定的肿瘤区域之外约 1 cm。

(7) 光动力疗法(PDT):光动力疗法已用于恶性中央气道阻塞的姑息性治疗,以及早期支气管腔内病变的治疗。光动力疗法是通过全身给予肿瘤细胞可以选择性摄取和保留的光敏剂,

24～72 h 后，再以特定波长的激光照射来激活光敏剂。肿瘤细胞在吸收光子后，光敏剂转变为更高的能量激发态并且将该能量转移到氧气中，产生高活性氧物质，这些高活性氧物质通过产生其他细胞毒性物质直接或间接地对细胞结构造成损害，从而导致细胞死亡和自噬。光动力疗法可导致肿瘤的选择性破坏，同时对周围健康组织的损害达最小化。尽管有许多关于中央气道病变的 PDT 研究，但目前对用于治疗周围型肺癌的评估是有限的。光动力疗法的一个特征性的并发症是光敏性皮肤反应，因此，患者需要在 PDT 后避免阳光照射。

(8) 近距离放射治疗：近距离放射治疗是一种局部的肿瘤内放射治疗技术，根据其放射源放置方式的不同，可分为组织间插植式以及接触式。组织间插植式，即通过 CT、超声的引导或可弯曲支气管镜，将放射源(主要为放射性粒子)直接植入肿瘤内部，碘 125(^{125}I)是最常用的辐射源。接触式近距离治疗，主要是支气管管腔内的近距离放射治疗，主要用于缓解恶性中央气道阻塞，目前仍没有确定的剂量或频率标准，但是铱 192(^{192}Ir)是最常用的辐射源。

(9) 直接注射药物：与全身化疗相比，将化学治疗剂直接注射到肿瘤中具有许多优点，包括将药物精确递送至肿瘤，肿瘤内局部药物浓度显著升高，不良反应相对小等。目前，支气管镜下直接注射化疗药较多用于阻塞性中央气道恶性肿瘤的治疗。注射药物主要包括顺铂、对甲苯磺酰胺(PTS)等，但反应率波动较大。

(10) 支气管动脉灌注化疗术(BAI)和支气管动脉化疗栓塞

术(BACE)：BAI是肺癌介入治疗中最早、最常用的手段，通过穿刺股动脉或桡动脉，透视下插管至支气管动脉。BAI可分为一次性冲击疗法和持续灌注化疗，临床多采用一次性冲击化疗。使肿瘤组织局部的药物浓度保持在很高的水平，更加有力地杀伤肿瘤细胞，而机体其他的重要器官内药物浓度却很低，从而减少了全身的不良反应。

BACE是在BAI的基础上，栓塞支气管动脉使局部血流中断，使肿瘤组织营养不足从而抑制其生长，并且还可以延长化疗药物在肿瘤组织的停留时间，起到更强的杀伤肿瘤作用。随着数字减影血管造影技术(DSA)设备的更新、微导管及超滑导丝的应用以及插管技术的改进，加上栓塞材料的多样化，BACE在临床上的应用逐渐增多，疗效确切，不良反应及并发症逐渐减少。

介入治疗有什么不良反应

如前所述肿瘤消融技术是介入治疗肺癌的主要技术，其中包括射频、微波、激光、氩离子体凝固、冷冻、电凝刀、光动力等。目前肿瘤消融技术仍采用CT引导经皮的方式，而支气管引导的仍然处于探索阶段，但是经支气管介入治疗可经由自然腔道寻找病灶，避免对胸膜和肺脏的直接穿刺，相较于外科手术和经皮介入治疗，经支气管介入治疗后的创伤性和不良事件发生的概率均较小。总体而言，由于介入治疗伴随的并发症较轻，适合介入治疗的患者人群更加广泛，尤其是部分心肺功能受限而不能接受手术的肺癌患者。以下将分别介绍几种介入治疗手段的术后不良反应。

(1) 氩离子体凝固(APC)：APC 更多应用于肺癌的姑息治疗中，尤其是肿瘤所致的气道阻塞性狭窄，术中主要不良反应是患者可能出现心动过速，少数患者可能出现心律失常和术后的气道再狭窄，APC 并发症发生的风险更取决于临床医生的正确操作与否，总体而言，是比较安全的一种治疗措施。

(2) 激光：经支气管镜激光治疗用于腔内肿瘤的治疗，常见的并发症是肺部感染，罕见的严重并发症是大出血和气道壁穿孔，而 CT 引导经皮定位的激光消融治疗并发症主要是气胸、咳血和肺部感染，罕见的并发症有支气管胸膜瘘，但有关报道显示激光治疗的并发症的发生情况更主要依赖操作者的经验和肿瘤的特征。

(3) 射频消融(RFA)：有研究表明，RFA 治疗的术后并发症主要包括气胸、胸腔积液和局部疼痛，它们的发生率分别是 28.3%、14.8%和 14.1%，其中气胸发生的频率较高，尤其是经皮插入 RFA 电极时可能更容易导致气胸的发生，因此采用经支气管 RFA 治疗所带来的不良反应相对较低。

(4) 微波消融(MWA)：临床上 MWA 主要以 CT 引导下经皮的方式治疗周围型肺癌，其术后并发症主要包括胸痛、胸腔积液、气胸、咯血等，相关研究表明，气胸发生率为 63.8%、胸腔积液发生率为 34%、肺部感染为 14.9%，但大多症状较轻，对症处理后均好转出院，而经支气管镜引导的 MWA 常见的并发症也是气胸，但理论上可能比 CT 引导经皮定位下 MVA 更安全，总体上多数接受 MWA 治疗的患者术后无需再接受特殊处理。

(5) 冷冻消融：与 RFA 和 MWA 相比，在 CT 引导下经皮冷冻消融治疗中患者的疼痛感不明显，但消融时间明显长于 RFA 和 MWA，术中可能出现低血压、心律失常等特殊并发症，术后的主要不良反应是气胸、咯血、胸腔积液等，但研究表明其并发症发生率为6.4%，有较好的安全性。

(6) 光动力疗法(PDT)：患者在接受 PDT 治疗时需要摄入光敏剂，因此 PDT 特征性的并发症是光敏性皮肤反应，典型表现是阳光照射后皮肤出现红斑、渗出，甚至出现局部的出血，但大多患者按医嘱避免光照可减轻症状或避免该不良反应加重。

(7) 直接注射药物：将化学治疗剂直接注射到肿瘤部位，能够提高肿瘤内局部药物浓度，相较于全身化疗，其不良反应主要是咳嗽、咯血、发热、血压升高等，但大部分不良反应仍然较轻无需特别处理，大多数患者术后都能自行缓解。

介入治疗后需要注意什么

大多数患者介入治疗术后，会出现不同程度的喉咙不适、恶心、呕吐、食欲下降，饮食上应首先进食清淡易消化的流质饮食，然后逐渐增加高蛋白、高热量、半流质饮食，多食水果、蔬菜，并且术后多饮水，以加快化疗药物、造影剂、肿瘤坏死组织的排出，减轻术后并发症。以下将列举几种常见的注意事项。

(1) 避免感冒:多种原因可能导致患者体温升高,早期多为坏死组织吸收所致,此时患者应该避免着凉,尤其是冬末春初,天气逐渐变暖,患感冒的机会加大,若出现高烧不退,恶寒情况,应该及时就医,对症处理。

(2) 咳出坏死组织不必惊慌:在进行腔内治疗时,尤其是用电凝或 APC 时,一般临床医生在术中都会尽可能清理坏死组织,确保不会堵塞气道,部分坏死肿瘤组织术后会自然脱落,患者术后可能会咳出坏死的肉样组织,这时不必慌张,该情况是正常现象,但是患者持续咳出鲜血,此时应该尽快就医,明确病因,止血治疗。

(3) 合理膳食:术后食物选择多样性,搭配合理,避免进食大量辛辣刺激食物,适当多摄入富含蛋白质的食物,多吃蔬菜、水果和其他植物性食物,保证每天能量的摄入,提高自身机体的免疫力。

(4) 适当锻炼运动:胸痛、胸闷是介入治疗术后常见的并发症之一,患者术后应该避免剧烈运动,可以适当锻炼,多数患者治疗后可自行缓解,少部分患者可能仍会感觉阵阵隐痛,但疼痛都是可忍受,可以不需要就医,但是部分患者可能胸痛加剧,或者是胸闷加重,尤其是呼吸困难、嘴唇发绀,应小心肺栓塞或者是气胸,患者应该及时就医处理。

(5) 光敏性皮肤反应:该并发症主要因 PDT 治疗后,对 PDT 治疗后的患者,应在一定时期内尽量避免阳光直射和室内强光,术后第 1 天应该避免阳光照射,屋内保持光线昏暗;第 2 天后开始渐渐增加室内光照;第 8 天后仍避免阳光直射但可短时间户外活动;第15天可以接受阳光直照,逐渐回归从前生活。

(6) 多呼吸新鲜空气:术后患者应该多呼吸新鲜空气,保证室内良好通风,应禁止吸烟,避免吸入厨房油烟,少去人群拥挤的公共场所,必要时应该佩戴好口罩,避免呼吸道感染,若有合并哮喘或慢阻肺等慢性气道炎症,应该按医嘱进行相应治疗。

(顾川佳,黄志宏)

上海市胸科医院介入治疗团队——孙加源主任团队

孙加源主任是上海市胸科医院呼吸内镜的呼吸内镜中心主任,呼吸介入中心主任,长期致力于呼吸介入临床和研究工作,所带领的临床团队科室为国家卫生部内镜与微创医学培训基地、中国医师协会呼吸内镜医师培训基地、上海市呼吸内镜工程技术中心、上海市临床重点专科。年开展各类呼吸介入操作总数15 000余例,国内率先开展超声支气管镜、磁导航支气管镜、经支气管和经胸壁早期肺癌治疗等多项呼吸介入先进诊疗技术,自2007年至今开展新技术30余项,部分技术国际上首先开展,推广相关技术至上百家医院,通过产学研合作,与相关企业开发了10余种经支气管活检和治疗工具及设备,建立了多种支气管镜影像的人工智能算法模型,有力地促进了呼吸介入相关产业的发展。

孙加源主任特需门诊时间:周一上午8:00—11:30。

专家门诊时间:周三下午13:30—17:00。

肺结节介入多学科诊疗团队:周二下午13:30—

17：00，由孙加源、熊丽纹和江一峰三位主任相互协作，集合无创影像、微创介入诊疗技术等学科优势，通过多学科讨论制度，为疑难病例的诊断和治疗提供最适宜的诊治策略及方案。

肺癌的中医治疗

中医中药治疗调理在国内的肺癌治疗中恰恰是不可或缺的部分。因为中医的治疗理念是综合调理、辨证施治，往往在以西医为主导的肺癌治疗过程中可以另辟蹊径，尤其是患者在西医治疗的基础上，结合中医理念的调理，往往可以获得意想不到的效果。此外，中医讲究药食同源，对于大众所不解的“发物”“忌口”“饿死肿瘤”等疑问，本篇中也有相应专业的解释。

肺癌患者治疗过程中可以服用中药吗

肺癌患者可以在治疗过程中服用中药，但由于不同患者肿瘤分期、治疗方式、病情轻重的差异或者是同一个患者处于不同的病情阶段，各自的中药处方可能会差异较大，需要适时调整。

肺癌术后患者常出现干咳、手术区域疼痛、乏力、食欲不振、失眠等症状，常用益气健脾的中药为主，扶助人体的正气，搭配解郁安神、疗伤止痛等功效的中药用于改善患者不适症状。根据术后的病理报告评估肿瘤复发转移风险的高低，风险较低的患者定期在门诊复查随访，以口服中药为主，改善自身体质。而风险较高的患者在接受西医术后辅助治疗（常见是术后化疗，部分是靶向治疗或者免疫治疗）的同时，可以配合使用具有抗肿瘤作用的中草药、中成药，来达到降低复发转移风险的目的。

晚期肺癌患者通常会接受化疗、放疗、免疫治疗、靶向治疗等，使用不同的西医治疗手段，虽都有毒副反应，但也各有特点。例如许多化疗患者会出现恶心呕吐、骨髓抑制（白细胞、血红蛋白、血小板的降低），而服用靶向药的患者多见皮疹、皮肤干燥，虽然都是肺癌患者，但开具中药时辨证不同，所用药物不同。可同时需指出即使同一类药物也存在差异，例如有的靶向药导致呕吐的风险比一些化疗药物更高，不能一概而论，所以应将具体使用的抗肿瘤药物告知中医医师，还要结合患者自身对药物的反应情况，这样开出的中药处方针对性更强。晚期肺癌患者推荐应用中医整合方案（中医辨证汤剂、中药注射剂、中成药），与西医结合协同增效。

中药在肺癌领域应用广泛，积累了许多宝贵的经验，有很多行之有效的治疗手段，对于肺癌患者而言，根据个体差异，实行中医一人一方的原则，中药可以贯穿整个肺癌治疗的过程，为患者提供帮助。

肺癌患者在治疗时禁用哪些中药

肺癌患者在治疗期间没有绝对禁忌的中药，但需要注意的是服用中药并非完全没有风险，个别患者服用中药可能出现过敏反应，像虫类药物多含异体蛋白，引起过敏反应的可能性相对大一点。有的患者对某种中药注射制剂过敏，如果既往曾发生过敏的患者需避免使用。

一些中药是存在毒性的，可能会导致药物性的肝肾损伤，所以一定要在正规医疗机构就诊，在有经验的中医医师指导下用药，正规途径购买的存在毒性的中药都经过专业的炮制（指按照中医药理论，根据辨证施治用药的需要和药物自身性质，以及调剂、制剂和临床应用的不同需要，所采取的一项独特的制药技术），炮制后其毒性会显著降低。谈及药物一定不能抛开剂量，临床运用中需要严格把控药物剂量的安全范围，主要是指有毒性的药材，有的中医医师，用药剂量远超药典规定剂量，一定要密切关注安全性，如有问题及时停药，在一些情况下，如患者病情较重、药物疗效不显，超剂量使用可能可以达到更好的疗效，但风险同时是增大的。

中药讲究配伍（指按照病情需要和药物性能，有选择地将两种以上的药物合在一起应用），大家会看到一张中药处方上有好多味草药，不同药物的搭配是为了发挥更好的疗效，同时也会有出于药物毒性的考虑，中药学中有“相畏、相杀”的概念，意思是指一种药物的毒性可以被另一种药物抑制或消除，中药合理的配伍使用，一般情况下是安全的，并不是说有毒性的中药都不可以用。

肺癌患者在接受西医药物治疗的过程中必然会监测肝肾功能，化验报告不仅要给西医医师看，也要给中医医师看。例如患者出现化疗药物相关性肝损伤，一方面是在开中药的时候慎用或禁用可能造成肝损伤的草药，另一方面中药中也有具有保肝作用的草药或中成药，可以联合西药一起使用。对于既往抗肿瘤药物治疗后出现过肝损伤、肿瘤侵犯肝脏、肝脏基础疾病（如乙型病毒性肝炎)、所用抗肿瘤药物肝损伤发生率高等高危人群,可以提前预防性使用具有保肝作用的中药。

肺癌患者应用中药时需要注意什么

据相关统计,不少患者因为不当使用中草药和相关的保健产品而出现肝肾功能的损伤,此类患者通常询问身边亲戚朋友、病友或是根据网络上、电视上看到的一些信息就直接生搬硬套用在自己身上,有时候会遇到患者自行抄写了一些草药名称来配药,有什么听着效果好的药就往上添,也会遇到有的患者在诊室门口听说谁的方子疗效好就拿别人的处方想照抄。患者急切的心情可以理解,但行为很不可取。

一张中药处方并不是简单地用一些“补药”“好药”堆起来的,很多患者一开口就是觉得自己虚,疲劳就认为气虚,口干就认为阴虚,头晕就感觉气血不足等等。实际中医中有“以通为补”的概念,举个例子,一位患者口干明显、大便干,用泻热通便的药后排便顺畅,口干也好转明显,“泻火”的药并不是传统概念上的补药,可是实实在在解决了问题,使得患者身心顺畅,价格低廉,效果却不低。“病之当服,附子、大黄、砒霜皆是至宝;病之不当服,参、芪、鹿茸、枸杞皆是砒霜”,补药用的不对症反倒有害,药无贵贱之分,用对了就是好药。

如病情需要,中医医师开具的中药处方中可以加入具有补益作用的药物,勿自行购买保健产品,尤其是迷信秘方、偏方更不可取。现今虚假宣传的途径很广，手段多样，有些很具有迷惑性，非专业人士穿上自己购买的白大褂伪装成医生，看似讲得头头是道，实则错漏百出。目前许多大医院都有官方出品的科普文章、短视频或者直播，建议关注相关咨询答疑解惑，以免被不良商家误导，不仅损失钱财，还可能有损自身健康。间断会遇到患者由于多种原因，有的是急于求成，有的是猎奇心理，不惜花费重金抛开正规治疗去接受“特殊”的疗法，有的患者固执己见不肯回头，最终失去了生命，有的经过一段时间虽然想回头，可是已经失去了治疗机会，病情发展迅猛，回天无力。患者如有相关的困惑，就诊时与医师充分沟通获取建议，不要自行决定。

此外有一些患者平常喜欢给自己泡药茶，或是煮粥、煲汤的时候加入中药做成药膳，大多数患者通常选用的药物属于药食同源，既是药物也是食物，没有什么毒性，可即使如此，中药是分寒、热、温、凉不同的属性，假设医师开的中药处方是侧重于温阳的，而自己泡的药茶是清热的，那么治疗方向是完全相反的，偶尔少量喝喝影响不大，如果长期坚持喝，那么影响就明显了。总而言之，如果要在中药处方以外加用一些药物一定要在医师的指导建议下，以免对治疗产生负面影响。

肺癌患者中药治疗需要多久复诊一次

一般初次就诊的患者建议 1～2 周应该复诊一次，如果第一次接受中药治疗或第一次在某位医师那边开药，需要观察患者对药物的反应，及时反馈给接诊医师，调整用药。通常初诊患者临床症状较多，药物改动较多，因此复诊时间较短。

复诊患者中术后患者大多单纯口服中药，不适症状较少，在病情稳定的情况下，用药调整变动较小，可以拉长复诊时间，建议3～4周复诊一次。术后需要长期服用中药的患者，随着病情稳定可以减量服用中药，隔天服用或1天的药量分2天服，口服中成药的患者也可以减低服用剂量，可以再延长复诊时间，建议4～6周复诊一次，离医院路远的患者中间断药的时候可以就近抄方配药或通过医院互联网门诊配药。

对于接受放化疗、靶向治疗、免疫治疗等西医治疗手段的晚期患者，病情变化相对较快，自身不适明显，一般复诊时间建议不超过2周，如有疾病进展更换方案或病情恶化，应及时复诊。此类患者建议长期进行中医治疗，就诊时医师会根据患者具体情况做出复诊建议。

肺癌患者中药治疗过程中可能因事外出或其他原因不方便服用中药，病情稳定的情况下停药几天没有多少影响，不必太过紧张，延后几天复诊影响也不大。

肺癌患者饮用中药时需要注意什么

(1) 饮用时间：许多患者对饮用中药的时间会有困惑，饭前还是饭后？不同功效的中药会对服药的时间有不同的要求，通便的药适合空腹饮用,迅速吸收,快速起效,而主治感冒的解表药气味辛香,由于要避免对胃肠道的刺激,适合饭后服用。肺癌患者的中药处方中通常包含具有提高免疫力(扶正)、抗肿瘤(攻邪)作用的草药,另外常常会根据情况加入具有开胃、通便、助眠等功效的草药,处方涵盖面较广,用药种类会偏多。结合肺癌患者服用中药时间较长以及西医治疗常见胃肠道反应的考虑,为避免胃肠道刺激,一般建议饭后 30～60 min 饮用中药。除非情况特殊,例如便秘严重,急需解决,则会单纯使用通便的草药服用几天,那就适合空腹饮用了。

(2) 避免同时服用其他饮品、西药:中药口味不好、难喝使得不少患者心生畏惧,但饮用中药后不适宜马上喝其他饮品来改善口味,需间隔 30 min 以上,饮品中含有鞣质、钙、蛋白质等物质,会与中药所含的某些成分发生反应影响药物的吸收,降低疗效;平常习惯喝茶、喝咖啡的肺癌患者应与中药错开时间饮用。肺癌患者除了抗肿瘤的西药之外,由于群体年龄偏大,许多还存在一些基础疾病,服用降压药、降脂药等,这种情况西药与中药的服用时间需间隔 30 min 以上,避免药物相互间的影响。

(3) 能不能加糖? 要分具体情况,糖除了是一种可以改善或屏蔽药物苦味的辅料,本身可以作为一味中药,例如大家熟知的红糖,药性偏温,如果与中药处方主要侧重温中散寒,加点红糖是可以的。中药学中认为“甘味”有滋补、和中或缓急的作用。古代名方小建中汤主要治疗中焦虚寒的患者,处方中加入了饴糖起到了温中、缓急止痛的作用。但是对于痰湿体质的患者,糖就不适宜用了,容易生痰生湿,于病情不利,对于脾胃运化功能不良的患者也不宜用糖，容易滋腻碍胃。所以能不能加糖需要根据患者个体情况分析决定。

(4) 注意饮用中药药液的量：代煎的中药一次服用一包，固定包装，药液不会过多，但由于一些患者或家属缺乏自己煎中药的经验，煎煮出来的药液会非常多，我们推荐一次喝中药，药液的量控制在 200 ml 左右，如果煎出的药液很多，可以倒出来与药材分离，继续加热浓缩，有了经验，在下一次煎煮药材的时候调整加水量。遇到有的患者喝了中药胃胀、食欲减低，细问是因为煎出的药液太多，味道很淡，喝了好几碗。对于个别患者情况特殊，代煎中药的药液量也偏多，可以嘱咐中药房选择浓煎，进一步缩小药液量。

(5) 如有不适，及时停药：中药并非就绝对温和，可能也会引起不适，会有不良反应。部分患者认为中药没有什么影响，即使有不舒服仍继续服药，有轻微的胃肠道反应通常没有关系，但不适明显，特别情况还有加重病情时要及时停药，咨询医生。

出现不适有几种常见的原因：

① 可能药量偏重，例如有的患者排便困难，加入通便功效的药物后腹泻明显，虽然是常规剂量下的中药，但会存在有的患者反应特别敏感，对于他而言药量重了。

② 不注意用药疗程，大多肺癌患者的处方都是长期服用，可有时会有例外，比如患者近期感冒，先用中药解决感冒问题，这种处方疗程短，可能开的中药还没吃完病就好了，中医讲“中病即止，不必尽剂”，意思是病好转恢复了，不必把药都用完，避免矫枉过正，有些患者心想恢复了再吃两副药巩固一下，但这种处

方药力相对迅猛，适合短期服用，不具有巩固的作用，多服有害无益，徒增不适。

③ 药不对症，一方面是患者病情发生变化，原先的药物已经不适宜续用，这种情况多见于晚期患者，已经服用中药挺长时间，复诊时间间隔较长，大多时候照抄上一次的处方；另一方面，即使是名医也无法保证个个见效，尤其一些肺癌患者病情很复杂，辨证可能存在不够准确的地方。

④ 不注意药物的存放和保质期，部分患者中药吃吃停停，在家存放的中药可能存在霉变的情况。中药需要存放在阴凉干燥处、避光保存，尤其是含有较多糖类、水分、挥发油类等成分的中药容易发生虫蛀、霉变等变质现象，一定要引起重视，一些患者喜欢囤药，纵使长期存放不发生变质，药物的功效也会打折扣。代煎的中药保质期为 1 个月，置于冰箱冷藏保存，如若发现药液包装鼓胀或者药液气味变化等异常现象，提示药液已经发生了变质，千万不能服用。

⑤ 可能对处方中某种或几种药物过敏。

肺癌患者是不是不能吃“发物”

“发物”是一个宽泛的概念，主要是指会引起旧病复发或是新病病情加重的食物，具体哪些食物属于“发物”没有一个准确的规定，大家一般公认熟知的有海鲜、鸡肉、羊肉、鹅肉、竹笋等，实际生活中常见的食物大多可被“发物”这个概念所囊括，使得患者深受其扰，这个也不敢吃，那个也不敢吃，有的患者由于恐惧都不敢碰触肉类，导致面黄肌瘦。

首先需要指出，“发物”并没有许多患者想象中的那么可怕，至少不至于日常吃些鸡肉、羊肉之类的能够让肺癌复发或是病情进展。现代对于“发物”的定义倾向于“过敏源”的概念，在食物中，常见引起过敏的是动物蛋白，如海鲜、肉类等，植物蛋白如竹笋之类，含有丰富异体蛋白的食物容易引起过敏，前文提到虫类药物多含异体蛋白，但全蝎、蜈蚣等虫类药常发挥抗肿瘤的作用，还在内科杂病当中有诸多应用，若是患者用了出现过敏那可归属于“发物”范畴，以后避免使用，而不是一开始就认为什么东西属于“发物”不能用。

当归羊肉生姜汤是古代医书上记载的一张名方，可以发挥温中补虚，祛寒止痛的功效，根据中医辨证论治的原则，“发物”是相对的，因人而异，这张方子对于虚寒体质很有帮助，但对于体质偏热的无异于火上浇油，使得病情加重，这种情况下方中的羊肉属于“发物”或者可以说整张方子都属于“发物”，这些与前文提到药茶、药膳的问题是相通的，需要根据患者个体情况分析，“忌口”忌的是与你体质不符的口，“清淡”不等同于不吃肉，而是希望大家尽量避免高油、高糖、腌制、熏烤等口味重、不健康的食物，例如一位体质虚寒的患者不应该在坚持单纯喝粥，应该吃些羊肉或者其他性质温热的食品才能改善体质。不是反对喝粥，而是反对只喝粥。对于肺癌术后的患者来说，营养情况对于手术伤口的愈合是一个重要影响因素，如果将海鲜、肉类等富含优质蛋白的食品都算作不能吃的“发物”，那患者就很难补充这些优质的营养成分，只要不过敏都可以吃，除了日常的进食，还可能用蛋白粉制剂作为膳食补充，帮助患者有更好的营养状态。另外需要提醒，部分患者术后总是在持续喝炖煮的汤，如鱼汤、鸡汤等，汤里面主要是油脂和水，溶在水中的营养物质很有限，绝大多数的营养物质还是在肉中。

讲到这还要着重强调一点，平常的一日三餐做到荤素搭配、食物多样，不是大量或长期食用某种食物，食物的寒热偏性对自身影响不大，不必过于在意。有些患者看到前文可能已经去研究自己是什么体质了，网络上和市面上确实有不少相关的文章书籍，但是质量良莠不齐，碰到不少患者喜欢自己琢磨，甚至排斥医生的治疗建议，或者强烈要求医生开处方的时候加入某个药，由于患者对中药的认识还是比较浅的，往往简单停留在常用功效上，就拿大家很熟悉的枸杞举例，一位患者要求加入枸杞来明目，中药具有明目功效的很多，枸杞属于滋补肝肾、益精明目，如青葙子则属于清肝泻火明目，木贼草是可疏散风热明目等。虽然看似都是有明目功效，但实际是有区别的，针对的证型不同，用错了加重病情又成“发物”了。与其自己费心费力，不如直接到诊室，医生询问病情、搭脉、看舌苔，中医遵循“望闻问切、四诊合参”。根据相关调查显示，饮食禁忌多的肿瘤患者复发率明显高于饮食禁忌少甚至无饮食禁忌的患者，原因在于禁忌多的患者往往有一些不正确的认知，长期坚持反倒最后害了自己。放松心情，不要纠结，有疑问询问医生。

吃得少一点，可以把癌细胞都饿死吗

既往研究表明，约40%的恶性肿瘤患者死于营养不良，而非死于疾病本身，通过饥饿想把癌细胞饿死是不现实的。以往有患者经“神医”宣传的“饥饿疗法”后病情恶化最终去世的新闻报道，此类信息大家或多或少听说过。营养不良是肿瘤患者最常见的合并症，严重削弱了抗肿瘤治疗效果和患者对治疗的耐受度，增加了并发症和死亡风险。在对国内80家三甲医院的调研发现，在10 000多名肺癌患者中，中重度营养不良的占比超过50%，不仅不能吃的少一点，反倒应该为身体提供更多更优质的营养，改善营养状态，增加机体的免疫力，才有与肿瘤对抗的资本。近年来，肿瘤患者的营养治疗愈加重视，营养状态与预后相关，不能简单理解为多吃点，而是一种治疗，对于肿瘤患者这一特定人群，由于肿瘤造成的机体消耗或是抗肿瘤治疗导致的消化道不良反应等情况，日常饮食已无法满足需要，会用到特殊医学用途配方食品(简称特医食品)。

“虚则补之”是中医治疗原则，选用补益作用的中药来扶助人体的正气，治疗癌症，以人为本，扶正抗癌，理念与营养治疗是一致的，增加补给，强壮自身。饿自己是加速奔向同归于尽。

最后衷心希望中医能够切实帮助到广大肺癌患者，为患者们排忧解难，而不是使患者们沉浸在“发物”“忌口”“补品”等名词概念当中无法自拔，徒增焦虑不安。另外文中已尽量不出现具体的药名和处方名，举例中提到的，望大家不要自行照搬，听从医生对你的个体化建议。如有需要可以到医院预约挂号，医生将根据患者的个体差异，实行中医一人一方的原则，为患者提供帮助。

（张　时）

肺癌的预防

通过前面的内容，我们知道了肺癌的危害，也了解了早筛在肺癌中的地位，但除了通过筛查找到已经形成的肿瘤之外，如何从根源上预防肺癌的发生呢？接下来将告诉大家预防肺癌的方法，其中，重点阐述了关于戒烟的内容。因为戒烟是我们作为普通人可以做得最有效率的预防肺癌的方法。

预防肺癌除了早期筛查还有什么好方法

预防肺癌，除了“早发现、早诊断、早治疗”的“三早预防”之外，还有更上源的病因预防措施。我们知道，肺癌的发生有其危险因素，杜绝我们的不良习惯，改善我们所处的不良环境，是肺癌病因预防的基本原则。所以，我们要把病因预防放在预防肺癌的首要位置。

病因预防最首要的是控制吸烟。目前有大量研究确切证实了吸烟会导致肺癌的发生，并会影响肺癌患者的治疗疗效及预后，导致手术患者康复速度延缓。因此无论是否有肺癌的高危因素，及时停止吸烟都是有效的预防肺癌的手段。

其次，改善我们的居住环境是另一重要手段。比如，加强居室内的有效通风，或采用空气净化装置，将我们长期所处的空气质量加以提升，可以有效预防空气污染所导致的呼吸道问题，减少气道慢性炎症的发生，从而降低肺癌的发病率；同时，选用环保型室内装修材料，减少有毒有害化学物品的接触，同样可以预防肺癌的发生。另外，我们往往会忽略日常烹调时也会产生油烟等空气污染，我们可以择合适的油类进行烹饪，并使用油烟机减少有油烟，防止油烟吸入肺部导致相关的损伤。

另外，有许多研究证实，多种食物对预防肺癌有作用。这些食物主要包括以下几方面。

(1) 富含抗氧化剂的蔬果：比如菠菜、苹果、芹菜、西红柿等。

(2) 含有丰富维生素和蛋白质的食物：比如牛奶、酸奶、坚果等。

(3) 润肺化痰的茶饮：如绿茶或由一些中药配置的润肺养肺的制剂。

但需要指出的是，再好的食物或中药都需要适量使用，因为任何一种营养素在超过人可以摄入的最大剂量后，不仅无法被身体吸收，还可能造成不可逆的机体损伤。因此，我们提倡的饮食方式是多品种交替选择，而不是长期食用同一种食物。

所以，肺癌的病因预防策略，第一位是控制烟草，第二位是改善环境，第三位是饮食调整。而戒烟，是肺癌最重要的病因预防措施，每年的 5 月 31 日，是世界卫生组织发起的世界无烟日，我国的卫生健康部门也在 2020 年专门发布了《中国吸烟危害健康报告》。其中，明确阐述了吸烟以及二手烟和肺癌发生有密不可分的联系。因此戒烟以及减少二手烟的接触，是预防肺癌最重要的手段。接下来将从不同角度，详细介绍吸烟的危害。

吸烟对肺部有哪些影响

对于吸烟者来说,香烟燃烧后产生的烟雾中通过呼吸道进入身体内产生两个层次的损伤。

第一是热腾腾的烟雾直接导致的损伤:燃烧后的烟雾通过我们的鼻腔、气管、支气管抵达肺部,这一路上,热腾腾的烟雾会直接灼伤气道表面的黏膜和纤毛。气道表面有众多可以摇摆的纤毛,它们的作用是通过摇摆排出气道中的黏液或异物。在高温的作用下,气管内壁有助于排除痰液,异物的装置会暂时失灵,导致它们无法有效及时地排出气管里的脏东西,反复的烟雾刺激让气管中大量痰液蓄积,从而产生小气道堵塞、影响呼吸功能。

第二是香烟中的有害物质进入人体后所诱发的长期损伤:香烟烟雾中的化学成分很复杂,目前已知的烟草燃烧时释放的烟雾中含有 3 800 多种化学物质。这些物质绝大多数对人体有害,主要分为以下几类。

(1) 第 1 类是对对呼吸道有刺激作用有害物质,包括醛类、氮化物、烯烃类等,他们会直接导致咳嗽、打喷嚏、呼吸道痉挛、咽喉炎等症状。

(2) 第 2 类是众所周知的尼古丁,香烟中的尼古丁吸入后平均只需要 7 秒即可到达脑部,它在脑中的主要作用是增加脑中的多巴胺,给人造成吸烟可以给人自信,让人放松等虚假幻觉,这也是尼古丁造成上瘾的主要原因。此外，由于尼古丁的刺激，交感神经兴奋导致吸烟者会心跳加速、血压升高、血管内膜损害诱发心脏病。

(3) 第 3 类是毒性物质，包括胺类、氰化物、重金属和一氧化碳，它们进入人体内后会迅速结合人体细胞内的物质，导致人体的呼吸、新陈代谢进程无法继续，从而导致组织器官缺氧，破坏支气管、肺黏膜以及身体的几乎所有脏器，严重的会导致死亡。

(4) 第 4 类是致癌物质，烟草燃烧后有至少 70 种致癌物质散发，包括：苯丙芘、砷、镉、甲基肼、氨基酚、其他放射性物质等。这些致癌物质进入身体细胞后，与细胞核里的 DNA 产生反应，从而引起基因突变，这是很多疾病特别是癌症发生的重要原因。此外，这些致癌物不仅会直接损伤身体，还会黏附在吸烟者的衣物、头发上，以及房间的地板、墙面上久久无法散去。因此即便吸烟者不在孕妇以及孩子身边吸烟，身上的有害物质、房间里的残余物质一样会影响到别人。这就是不少人难以理解的三手烟的概念。

另外需要特别指出的是，对于在吸烟者周围的妇女和儿童来说，同样的烟雾也会进入到他们的身体里造成同样甚至更厉害的影响。二手烟的一氧化碳是一手烟的 5 倍，焦油和烟碱是 3 倍，氨是 46 倍，强烈致癌物的亚硝胺是 50 倍。多项研究显示，接触二手烟每增加 10 年，不吸烟者患肺癌的风险增加 11%，当接触二手烟的年限达到 30 年时，患肺癌的风险增加 35%。因此戒烟不仅是为了自身的健康，更是为了保护家人免于罹患肿瘤的方式。

一吸烟就咳嗽是怎么回事

刚开始吸烟的人会有一吸烟就咳嗽的经历，这到底是什么原因呢？

这要从咳嗽的作用说起。咳嗽最直接的作用是振动肺部，使停留在肺泡薄膜表面的灰尘、异物脱离，这些灰尘和肺内部的体液结合成痰，然后在呼吸道纤毛细胞的作用下运送到咽喉，排出体外。所以在人吸入异物、烟尘、刺激性气体时，在气管里分泌出一些痰液时，都会激发出这种自我保护的机制——咳嗽，这个动作让我们可以把对身体有害的、多余的物质排出体外。因此，虽然大部分时候咳嗽被认为是一种疾病的症候，但其本质是人体自我保护的防御机制。

吸烟后所产生的烟雾会直接刺激气管导致咳嗽，一些细小的烟尘也会直接到达肺泡膜，诱发咳嗽。这个时候就是身体在告诉我们，现在抽烟的行为，对身体是有害的。

但是，有些长期吸烟的老烟民却会说："我已经习惯了，想咳嗽时吸一根烟可以止咳。"这又是怎么回事呢？其实这是因为长期烟雾的刺激导致气道为排除异物痰液所形成的"咳嗽机制"趋向迟钝。正是由于这一机体防御机制的迟钝，长期遭受香烟损害的气管没有及时排出有痰液，导致痰液中大量的炎症细胞在气道中聚集，形成更多的痰液，这些痰液一旦过量，超过引发"咳嗽机制"的阈值时，有些人反而会在晨起或体位突然改变时出现剧烈的，长时间的咳嗽，甚至伴有喘憋、气急等症状。长期的炎症反应可引发长期的反复的咳嗽，这就是医学上的慢性支气管炎的症状。这也是吸烟导致的最多见的肺部疾病。

所以说，长期吸烟的人，想咳嗽时吸一口烟可以抑制咳嗽的"小窍门"看似有效，殊不知烟草的吸入只是进一步降低了人体"咳嗽机制"的敏感度，导致更多的痰液、异物不容易咳出。这无异于饮鸩止渴，让自己进入有痰咳不出的恶性循环中。要想让慢性支气管炎彻底好转，让咳嗽彻底消失，最重要的还是停止吸烟。

吸烟时间久了很容易胸闷气急是怎么回事

不少烟民在年轻时，一般的活动如走路散步时并不会出现胸闷气急的症状，有的甚至可以参与体育活动，但随着年龄的增加，往往会在活动后出现气透不过来的现象。严重的走两三层楼梯甚至走平地时也会出现胸闷气促。出现这种现象一般说明肺的通气、换气功能下降了，所以我们会觉得气不够用。会导致肺功能下降，是由于肺内部的结构和功能出现的损伤。这也是我们俗称的"老慢支、肺气肿"，学名叫作慢性阻塞性肺疾病(chronic obstructive pulmonary disease, COPD)。

根据人群数据分析，有15%～20%的吸烟者患有老慢支，老年吸烟者罹患慢支的比例则更高，这是因为吸烟时间越长肺功能受损的程度越大。那么烟草是怎样导致老慢支、肺气肿的呢？

烟草对肺部的损害主要分为两部分，第一是令通气的管道堵塞，第二是让换气的区域无效扩大。

由于烟草中含有大量的焦油、尼古丁、氢氰酸等化学物质，长期吸入直接导致气道表面细胞损伤以及纤毛倒伏，同时导致专门吞噬有害物质的巨噬细胞功能减退。让积压在肺部气管内的痰液无法及时排出，痰液就阻塞了气道，气道是人体吸入氧气的通道，受损后肺部的通气功能必然下降，长期的阻塞得不到缓解，肺部的通道就会越发狭窄。另一方面，烟雾中的某些物质会导致人体内发生氧自由基增多的情况，继而导致抗蛋白酶系统受到抑制，这种抑制会导致肺部的弹力纤维遭到破坏，肺部弹力下降后，肺部组织就像被过度拉伸的皮筋，失去了回弹力，肺部会显得更大，但是增加的区域都是对呼吸没有用处的，反而会导致肺部的通气功能下降。这些作用因素之间又会互相影响，形成恶性循环，这就是为什么长期吸烟的人虽然会很瘦但是胸廓会比正常人大一些，形成桶状胸。

由于长期吸烟导致的肺功能下降不仅会影响吸烟者的日常生活，在罹患其他疾病需要手术治疗的时候，往往也会因为肺功能情况不佳无法耐受麻醉及其他手术风险，错失手术机会。

很多人吸了一辈子烟都没有得肺癌，有些人一辈子不吸烟却得了肺癌，这是怎么回事呢

根据目前的研究，可以确定的是，吸烟与肺部肿瘤的关系是

最为密切的。虽然真实世界中,吸烟不一定得肺癌,不吸烟也可能会得肺癌。但是综合所有人的数据表明,在男性肿瘤病例中,有约25%可以归因于吸烟,女性中有4%。

要回答上面两个问题,我们首先要明白吸烟导致肺癌的机制是什么,事实上,除了肺癌之外目前可以证实和吸烟关系密切的肿瘤包括:肺部肿瘤、口腔鼻咽部肿瘤、消化道肿瘤、肝癌、膀胱癌、宫颈癌等。吸烟导致肿瘤的内在机制是什么呢?烟草中的主要致癌物质包括尼古丁、多环芳烃以及燃烧时产生的氧化剂和自由基。这些物质的长期作用可以诱发机体细胞在复制中出现错误。这种错误包括复制错位、缺失等,被统称为基因突变。大部分基因突变会被人体的自我修复机制发觉,迅速纠正,但是有一小部分看似不重要的小错误却会导致大问题,比如有些基因会导致细胞过度复制,可能并不会被立刻发觉,有些基因序列在正常细胞中也会出现,但是狡猾地稍作一些改变,逃避自我修复机制的搜索。有些被称为抑癌基因序列悄然消失,没有了修复机制的细胞过度增殖,这些都会导致机体细胞出现癌变。从而导致肿瘤的发生。

那些吸了一辈子烟也没有的肺癌的人,可能是因为他们本身身体自我修复的机制比较完善,及时修复了这些吸烟所导致的基因错误,也可能烟草的危害作用在了身体的其他器官,导致了其他部位的疾病。

而没有吸烟却得了肺癌的人,其原因则更为复杂。有科学家将从未吸烟却得了肺癌的标本进行了全面的基因检测,发现非吸烟者和吸烟者的肿瘤在基因层面表现出非常不一样的特征，从基因的层面来说是“两种病”。非吸烟人群的肺癌往往是腺癌，早期发现的腺癌往往生长缓慢，潜伏期长，手术切除后复发率非常低。另一些人群由于没有早期筛查，发现后即为晚期，但这些肿瘤大部分于靶向治疗敏感，预后较好。

那么为什么我们现有的大量研究无法给到大众一个非此即彼的结论呢？这是因为癌症是多种因素综合作用的结果，有环境因素，有生活习惯因素，也有基因遗传因素等因素相互影响，构成一个非常复杂的关系网。吸烟在众多因素中，虽然不能说是决定性的因素，但是一个我们可以控制的因素。就像我们无法控制自己的出身，无法以一己之力改变环境，但是否吸烟是可以自己决定的。因此大部分医生会对患者和民众强调戒烟的重要性。

吸烟的人可以直接手术吗

尽量不要。

择期手术的肺癌患者在准备做手术前，一般医生都会要求他们手术前最好戒烟 2 个月以上，如果时间不允许的话至少要戒烟 4 周。这是为什么呢？这是由于科学研究证实，术前 8 周内仍在吸烟者，术后肺部并发症高达 57%，停止吸烟 4 周以上的患者，戒烟时间每延长 1 周，就能将健康水平提升 19%。因此，术前是否戒烟直接影响术后是否会发生并发症。吸烟的行为最主要的危害包括以下五点。

1. 引起机体器官组织缺氧

烟草中的一氧化碳会降低人体的供氧水平,血液中的红细胞主要负责机体氧气的运输,相当于给机体运送氧气的"快递员"。烟草燃烧所产生的一氧化碳通过与红细胞内的血红蛋白结合生成碳氧合血蛋白(HbCO),而且结合力更强,阻碍血红蛋白与氧气的结合和分离,不利于红细胞释放已结合的氧气,从而导致组织的氧供减少。

2. 影响重要脏器的血液循环

烟草中的尼古丁会作用于血管内膜,导致血管收缩,血流变慢,从而影响中药脏器的血液循环,长期作用下,更会出现血管内血栓形成。这种情况在手术过程中,人在身体应激的情况下更容易出现心脑血管意外,导致手术风险升高。

3. 导致痰液无法排出

前文提到过,吸烟后,肺内的脏东西无法及时排出,囤积在气道中。而手术麻醉后,畅通气道是非常重要的环节之一,如果手术前患者由于长期吸烟,本来气管里的痰液就有蓄积,在手术插管后,痰液滞留气管的现象更加严重,是十分不利于患者术后康复的,严重的如果继发感染,会导致更多术后并发症。

4. 延缓手术伤口的愈合

手术伤口的愈合取决于血管和组织的生长速度,这些都离不开身体组织的氧气和血液供应。长期吸烟所导致的组织缺氧以及血管收缩都是伤口愈合的不利因素。因此,临床上老烟民的伤口往往比其他人愈合得慢。术前戒烟的时间越久,就越有利于手术伤口的快速愈合。

5. **影响肺的复张，延缓肺功能的恢复**

对于肺部手术的患者来说，手术会去除掉一部分肺叶，在术后恢复的过程中，没有被切掉的邻近肺叶有了可以生长的空间，会比以前膨胀，经过一段时间的生长，有部分患者的肺部可以复张到几乎和手术前差不多的肺体积。但是这种情况在术前吸烟的患者中，往往无法出现。因为术前吸烟的状态会影响手术后余肺的复张，这样，身体就无法及时弥补损失掉的这部分肺功能，导致患者术后呼吸功能受损无法恢复。

所以，对于那些准备手术的肺癌患者，建议即刻戒烟，这样既可以得到及时的治疗，也可以在手术后恢复得更好。

手术后要戒烟吗

一定要。

前面的问题中我们说到，吸烟后，身体各个器官组织都会处于缺氧的状态，这种状态一不利于伤口的愈合、二不利于肺功能的恢复，更可能增加出现血栓的风险。因此，手术后短期内一定要继续戒烟。

那么手术后过了一段时间身体基本恢复后呢？当然还是要继续戒烟。其实通过艰难的过程，已经成功戒烟的你了解到戒烟的好处，一定会坚持继续戒烟的！

戒烟后身体会有哪些变化

戒烟对身体的变化最开始发生在肺部。我们的气管不再被烟草点燃所致的烟雾熏烤，不再被尼古丁等有毒物质侵蚀之后，气管黏膜上的纤毛重新恢复活力，黏膜细胞重新生长，恢复健康，经过数月的修复后，气道廓清能力逐渐改善，使原来淤积在气道内的痰液可以及时排出。虽然长期吸烟所导致的肺功能损害不能全部逆转，但是肺部阻塞的情况可以逐渐改善。淤积在气管、支气管和肺泡内的痰液得到及时清理后，原本在痰液中会快速繁殖的病原微生物随着痰液被排出体外，大大降低了肺部感染的风险。所以老李在戒烟 2 周肺部就能恢复一部分原来的清理能力，这样手术就会更安全，术后的恢复就能过更好。

当然，除了肺部之外，身体的其他器官在戒烟后也会逐渐恢复，如口腔、心血管系统，神经系统等，有研究显示，戒烟 1 年后能降低罹患慢性牙龈疾病的风险，戒烟 2 年后使心脏病发作的风险降低 50%，此外，戒烟后失眠、注意力不集中、高血压等问题都能有不同程度的好转。

如何戒烟

其实，戒烟的成功与否不应该简单地理解为“戒”或“没戒”。

经历过戒烟的人应该体会过戒烟是一个漫长的过程,一般要经历从“没有想过戒烟”到“完全戒烟”的多个步骤,中间没有出现复吸的情况很少。因此把阶段性的“胜利”也可以作为戒烟过程的里程碑是十分重要的。

《中国临床戒烟指南》中将“戒烟成功”分为 12 个阶段。

第 1 阶段:对戒烟感兴趣。

第 2 阶段:能列出戒烟的理由。

第 3 阶段:考虑设立戒烟日。

第 4 阶段:设立了戒烟日。

第 5 阶段:没戒,但减量了。

第 6 阶段:戒了,但几小时内复吸。

第 7 阶段:戒了 24 h 以上,但又复吸了。

第 8 阶段:几天(<1 周)没吸烟。

第 9 阶段:1 周没吸烟。

第 10 阶段:1 个月没吸烟。

第 11 阶段:1 年没吸烟。

第 12 阶段:5 年没吸烟。

指南指出:戒烟的成功可以是阶段性、阶梯式地完成的。比如,当一位长期吸烟的烟民有了戒烟的理由,准备戒烟,那就是获得了第 1、第 2 两个阶段的胜利。当戒烟者说:“就从今天开始我就不吸烟了!”那么他就完成了 12 个步骤中的 4 个。

第 5 阶段是:没戒,但减量了。有人说:“我查出小结节时,就开始每天少抽一半的烟”,那么第五阶段也顺利完成。

从第 6 阶段廾始就是开始正儿八经地戒烟了,戒烟者坚持了一整天,有点忍不住了,偷偷抽了一支。那么他的戒烟成功阶段停留在了第7阶段——戒烟24 h以上,但复吸了。戒烟成功的12阶段里还有这几个重要节点:第9阶段:1周没吸烟;第10阶段:1个月没吸烟;第11阶段:1年没吸烟;和第12阶段:5年没吸烟。

所以如果能完成以上12个阶段性的胜利并保持就能做到成功戒烟。

戒烟失败了怎么办

很多人都会经历戒烟后复吸,就像戒烟成功的12阶段中,不少人会在戒烟1个月、1周,甚至1天后复吸的情况。其实需要理解一个概念,复吸不算戒烟失败,只是距离戒烟成功停留在了某一个阶段。可能大家会觉得仅通过意志力的坚持,戒烟很难。但通过科学的方法,戒烟的成功率还是很高的,下面就给大家介绍一些戒烟的原则和方法。

(1) 首先,要确定戒烟就要彻底不吸烟:不要在戒烟后尝试吸烟,即使是一口烟。一旦"破戒"了,就要算复吸。

(2) 其次,如果多次出现复吸,要回忆过去的经验:总结之前戒烟尝试中的成功经验与失败原因。在过去戒烟经验的基础上进行本次戒烟。

(3) 随后,要制定戒烟清单:在戒烟的不同阶段制定不同的清单,比如:

在刚开始戒烟的阶段，可以这样设立清单，如下。

☐ 设定戒烟日。

☐ 告诉配偶或家人自己要戒烟。

☐ 购买一盒无糖口香糖。

☐ 处理掉和抽烟有关的物品如打火机并拍照留念。

☐ 寻找一个戒烟伙伴，和伙伴相互鼓励戒烟。

在戒烟的“攻坚”阶段，可以这样设立清单，如下。

☐ 保证每天22∶00之前睡觉。

☐ 每天1次无烟散步，体验不吸烟带来的顺畅呼吸。

☐ 每天奖励自己1个新鲜水果。

☐ 和戒烟伙伴交流情况。

1. 戒烟期间会出现的戒断症状和处理办法

我感觉紧张、烦躁——做深呼吸，散步；

我不能集中精力——减少工作负担；

我感觉身体疲乏，总想睡觉——保证充足睡眠；

我总想吃东西——多吃一些蔬菜、水果进行替代，不要吃高热量的零食。

2. 戒烟过程中的一些注意事项

(1) 限酒：在戒烟期间饮酒会降低戒烟成功率。

(2) 家庭中的其他吸烟者：应鼓励家中其他吸烟者共同戒烟，至少要求他们不在戒烟者面前吸烟。

(3) 复吸：大部分戒烟者都可能有复吸的情况，如果出现应尽早告诉家人、伙伴或医生，获得帮助不要羞于告诉别人。

3. 戒烟有药物、有相关的门诊

其实需要戒烟的病友们并不是孤军奋战，目前各大医院呼吸科都设有戒烟门诊，可以让专业的医生给大家提供戒烟的建议，此外，我国也有被批准的戒烟药物，以缓解戒断症状，辅助提高戒烟成功率。

（黄艾弥）

临床试验

你拜访了疾病领域的权威专家，期待着专家给出一个明确、可靠的疗法来与你的疾病抗争，却得到了参加新药临床试验的建议。

你经历了多种治疗方式但病痛依然难以控制、持续进展，此时听到医生提出参加新药临床试验的建议，或从别处听说可以参加临床试验。

你走在医院的走廊上，偶然间看到一个展示牌上提到你所患的疾病，阐述了满足一系列标准就可以参加某新药临床试验。

这些都是很常见的场景，但也许是你第一次接触到"临床试验"这个名词。

临床试验究竟是什么呢？在本节中，笔者将详细、全面、深入浅出地为大家介绍关于临床试验我们所需要知道的事情。

临床试验到底是"薅羊毛"还是"智商税"

1. 临床试验的形式

(1) 预防试验：探究药物、疫苗或生活方式的改变等对预防疾病的作用。

(2) 筛查或诊断试验：探究筛查、诊断疾病的新检测方法。

(3) 行为试验:评估行为方式对改善健康的作用。

(4) 生活质量试验:探索改善患者生活质量的方法。

(5) 治疗试验:探索新药或新的药物组合方式、新的手术或放疗方式、新的医疗设备等干预措施用于治疗特定的疾病是否安全和有效。

对于肺部肿瘤的患者,我们主要是参与治疗试验,所以在这里,我们会着重介绍治疗试验。治疗试验指任何在人体(患者或健康志愿者)进行某一治疗方案的系统性研究,以证实或揭示其作用、不良反应,目的是确定其疗效与安全性。

平时那些众人熟知的药物,在被广泛应用之前,绝大多数都经历过临床试验。一个药物从最初一个缥缈的设想,到最终获得药监局的批准应用于大众,需要经历体外细胞实验、动物实验和临床试验 3 个研究阶段。当药物在体外细胞和动物实验中取得成功后,经过国家药品监督部门和独立伦理委员会审批后,若符合临床试验规范就会进入到临床试验阶段,在人体中继续研究。

临床试验也是个重要考核的过程。就像春晚节目组针对有雏形的节目还要进行好几轮审核,才能筛选出有资格登上春晚舞台的节目。审核的过程一方面淘汰了主题不过关、内容不够精彩的节目,一方面把合格节目的形式和细节调整优化到最佳。同样的,经过三期临床试验后,最能为患者带来获益的疗法脱颖而出,药物的最佳用法用量也得到确定,这时这种药物可以获得上市许可,广泛应用于疾病领域。

对于患者而言,临床试验是免费的,但也会有部分带来风险和不便，下面我们就分别从正方和反方两个角度来给大家介绍。

2. 正方：为什么参与临床试验是有意义的？

首先，参与临床试验常常能给患者带来良好获益。如果参与探索创新疗法的临床试验，患者有机会接触到治疗领域最新的药物或治疗手段，有些药物具有潜力但尚未获批广泛应用，它在未来也许会成为这个治疗领域的突破性进展，所以患者本身有一定概率得到很好的获益；如果参与优化现有疗法的临床试验或仿制现有药物的临床试验，患者可能进入试验组接受类似现有成熟治疗手段的治疗方案，也可能进入对照组接受现有的成熟治疗手段，所以有机会接受疗效和安全性较为明确的治疗。

其次，参与临床试验能接受更周到的诊治。临床试验的设计精密、管理严格，医护人员会对受试者施加更多关注，也对患者的症状、疾病是否进展以及必要的安全性指标密切监测。在正式入组临床试验之前，医护人员会对患者详细解释疾病情况、治疗方案与研究背景。在临床试验过程中，医护人员会对患者的困惑耐心解答。因此受试者会对自身情况了解得更加清晰明了，也对自己的疾病更有掌控感。

再次，临床试验是免费的，可以缓解患者的经济压力。有些疗法价格非常昂贵，尤其是比较前沿的、疗效好的疗法，常规治疗给患者和家庭带来很大的经济负担。但临床试验涉及的检查和治疗都是免费的，有些早期临床试验还会发给患者一定的补贴，可以很大程度上缓解患者的经济压力。

最后，参加临床试验可以为患有对应疾病的整个患者群体带来贡献。临床试验推动了一个疗法的研究进程，一旦这种疗法被证实安全有效并获批广泛应用，大量的患者将会从中获益。所有参与过临床试验的受试者都为这种突破贡献了一份力量。

3. 反方：参与临床试验可能有哪些风险及不便？

首先，试验药物的疗效与安全性尚不明确。在试验阶段的药物尚未经过足够的考察，还没有明确的疗效与安全性数据，疗效可能不佳或弱于现有成熟疗法，也可能导致意料之外的不良反应或严重的不适。患者需要做好心理准备，面对可能出现的疾病进展或不良反应。

其次，患者接受的并不一定是试验药物。在随机对照试验中，设有试验组与对照组，患者有 50%的概率接受试验的新药，也有 50%的概率被分配到对照组接受传统治疗。而在部分临床研究中，对照组的干预措施是安慰剂，如果患者被随机分配到安慰剂组，疾病就无法被有效控制。

再次，部分临床试验可能进展不顺利而中途停止。这种情况下即使患者对试验药物应答良好，也无法继续接受该治疗。

最后，参与临床试验是并不便捷的。参与临床试验需要严格遵循一系列规范，按照试验方案的要求定期到院完成烦琐的评估项目，可能需要患者频繁往返医院，消耗大量时间。

由此可见，参与临床研究的好处和坏处并存，建议患者和家属充分了解临床试验后谨慎作出选择。接下来的内容可以让我们更充分地了解临床试验的细节，有利于作出正确的选择。

参加临床试验需要注意什么

1. 考虑充分后再决定是否参与

在参与临床试验之前，要清楚试验所用的药物、试验所处的阶段。参与不同的临床试验，患者面临的获益与风险都是不同的，充分了解一项临床试验后再参与是有必要的。

临床试验分为四期，如下。

Ⅰ期临床试验在少数患者(20～80 人)中开展，目的在于观察人体对新疗法的耐受程度、药物与人体的相互作用，找出人体对药物的最大耐受剂量和可能出现的不良反应。这一期临床试验是疗法首次应用于人体的研究，因此风险最大，未知数最多。对于对现有疗法不应答的患者，这一类临床试验是值得一试的，尤其对于疾病持续进展无法控制的肿瘤患者，这类临床试验有可能带来意想不到的获益。

Ⅱ期临床试验纳入 100～300 例患者，在Ⅰ期临床试验所得剂量的基础上，初步评价治疗作用和安全性，并为Ⅲ期临床试验给药剂量的确定提供依据。由于已有Ⅰ期临床试验的数据支持，Ⅱ期临床试验的风险则降低许多。

Ⅲ期临床试验是药物申请上市前的最终阶段，此时药物已经在前期临床试验中初步明确是有效且安全的。Ⅲ期试验目的是在更广泛的人群中验证先前的发现，通常纳入 300～3 000 例受试者。

一般情况下经历前3期临床试验后药物可以申请上市。有时为了弥补前3期临床试验的局限性，会开展Ⅳ期临床试验，即应用研究阶段，进一步考察药物疗效与安全性，基于大样本量获得更加客观、真实的数据。

既然Ⅲ、Ⅳ期临床试验最为安全可靠，为什么还要冒更大的风险参与Ⅰ、Ⅱ期临床试验呢？

临床试验的设计是非常复杂与严密的，有非常严格的入组标准和排除标准，对患者的年龄、疾病分型、治疗史、一般情况、伴随疾病等特征都有要求，所患疾病符合药物适应证的患者并不一定就有资格参与相关的新药临床试验。因此，参与临床试验很少有选择的余地，能够匹配到合适的临床试验也是一件需要运气的事情。

决定是否参与临床试验前需要考虑以下问题：

(1) 提供临床试验机会的医疗机构是否权威可靠？

(2) 如果我参与这项临床试验，我会接受什么治疗方案？如果我不参与这项临床试验，我可能接受什么治疗方案？这些方案各自的优点和缺点是什么？

(3) 这项临床试验进行到哪一期？

(4) 参与这项临床试验对我而言有哪些益处？又有哪些风险？

(5) 我期望这些临床试验达到什么样的效果？我的期望是不是能实现？

(6) 参与这项临床试验我需要遵循什么规则？履行什么义务？

(7) 这项临床试验会持续多久？

(8) 参与这些临床试验可以在多大程度上缓解我和家庭的

经济压力？

(9) 我的家人如何看待这项临床试验？

2. 认真阅读并签署同意书

在正式入组之前，研究者会与患者或家属谈话，签署知情同意书。知情同意书内容很多，而且有些部分的专业性较强，阅读起来可能有一定的难度，但是它囊括的信息是参与一项临床试验前必须清楚了解的。因此，应当认真聆听研究者的介绍，并认真阅读知情同意书，过程中遇到困惑应当与研究者充分沟通，确保自己对知情同意书的内容是理解的。

通过阅读知情同意书，可以了解到研究的目标疾病领域、试验药物的信息(适应证、作用机制、用法用量、不良反应等)、试验药物目前的研究进展、试验中患者需要接受的检验与检查、患者接受试验药物的方法、试验对患者出勤的要求等重要的信息，也会被告知可能的获益与风险。

在签署知情同意书之后，它成为一份具有法律效力的文书，是患者参与临床试验的证明，保障了患者的权利，同时也陈列了患者需要履行的义务。

3. 试验过程中遵医嘱，严格遵守试验要求

在正式入组、进入临床试验的进程之后，需要务必遵循医嘱使用药物，遵循试验要求定期到院、向医护汇报症状、完成检查项目。如果患者在任何环节没有严格依从试验的要求，就可能影响最终的试验数据，影响试验结果的科学性和可靠性，也会对患者自身的疾病转归与安全造成影响。如果患者在特殊情况下无法避免方案背离事件的发生，也应当及时、具体地将真实情况

告知医护人员。

参加临床试验还能吃保健品吗

可以吃保健品。

需要注意的是不能同时吃其他对这种疾病有明确疗效的药物,会影响试验结果。部分临床试验方案中可能对禁用药物有更多要求,这种情况下知悉试验要求、遵医嘱即可。

医生告诉我有参加临床试验的机会,但我并不想参加怎么办

是否参与临床试验是完全由患者一方决定的。医生有义务告知患者合适的临床试验机会,由患者及家属考虑后自主选择是否参与。

如果你并不想参加医生建议的临床试验,可以参照前文内容,考虑清楚这项临床试验给你带来的获益与风险可能,并和医生沟通你的疑惑与顾虑,在对自身情况和临床试验都充分了解之后再做决定。如果充分考虑之后依然不想参加,你只需告诉医生你的选择即可。

（凌徐心仪）